BEST SELLER

El Dr. **Eduard Estivill** es pediatra y neurofisiólogo. Dirige la Clínica del Sueño Estivill del USP Instituto Universitario Dexeus de Barcelona y coordina la Unidad del Sueño del Hospital General de Catalunya. Entre otros libros, es autor de *Método Estivill. Guía rápida para enseñar a dormir a los niños* y coautor de *Duérmete, niño*, *Recetas para dormir bien* y *¡A jugar!*

Montse Domènech es pedagoga y psicóloga infantil, y ofrece atención psicopedagógica a niños y adolescentes en su centro privado. Es también coautora, junto con Eduard Estivill, de *¡A comer!* y *Vamos a la cama.*

Biblioteca

DR. EDUARD ESTIVILL
MONTSE DOMÈNECH

¡A comer!

DEBOLS!LLO

Primera edición con esta portada: enero, 2014

Printed in Spain – Impreso en España

ISBN: 978-84-8346-976-7 (vol. 486/12)
Depósito legal: B-8886 -2013

Fotocomposición: Lozano Faisano, S. L. (L'Hospitalet)

Impreso en Limpergraf
Mogoda, 29. Barberà del Vallès (Barcelona)

P 86976A

A los pediatras, en agradecimiento al apoyo
que han manifestado a nuestros métodos
de enseñanza de hábitos

Índice

Prólogo

por el doctor Eduard Estivill

La idea de escribir este libro surgió del éxito experimentado con las normas expuestas en distintos libros para enseñar a dormir a los niños, en concreto *Método Estivill, guía rápida*, *Duérmete, niño* y *Vamos a la cama*. Y de la manera más simple: muchísimas madres comentaban que estaban aplicando la misma «tecnología del sueño» al hábito de comer, y les estaba dando unos resultados buenísimos.

A raíz de esos comentarios, empecé a desarrollar un método para enseñar a comer que tuviera las mismas bases científicas que las usadas para enseñar a dormir. Para ello, solicité la ayuda de una pedagoga, Montserrat Domènech, y entre los dos elaboramos el método. Luego, durante tres años, Montse ha estado experimentando con el mismo y, en vista de sus excelentes resultados, se ha decidido a sacar a la luz este manual con el que tanto ella como yo querríamos ayudar a muchas familias.

El porcentaje de éxitos de este método para enseñar a los niños el hábito de comer supera el noventa y ocho por ciento en los casos donde se han seguido correctamente las pautas. Es un método sencillo y su único secreto son la firmeza, la constancia y la confianza de los padres a la hora de aplicarlo. Una vez más, nosotros tenemos toda la responsabilidad de educar a nuestros hijos.

El libro que tenéis ahora delante no pretende aconsejar sobre lo que tienen que comer los niños. No es un libro de dietética ni, sobre todo, un libro para que los niños coman *más*. Aquí no hablaremos de calorías, ni de principios activos, ni de necesidades energéticas. Tampoco sondearemos cuestiones de nutrición.

Lo que debe comer un niño es responsabilidad absoluta del pediatra, y sólo él y los padres tienen que descubrir las necesidades alimenticias del pequeño.

Lo que sí aporta este libro es *un método para enseñar a comer* a nuestros hijos.

Introducción

por el doctor Eduard Estivill

¿Quién no ha acumulado bolas de carne detrás de las muelas hasta que no pudo aguantar más y terminó escondiéndolas bajo la mesa o el sofá?

Por lo general, dormir y comer es lo que nos suele acarrear más problemas de pequeños... mientras que, de adultos, nuestro sueño sería poder comer y dormir más. Paradojas de ser niño y de ser mayor.

Muchos de los niños que lloran porque no quieren ir a la escuela, en realidad lo que más temen del centro escolar es la hora de la comida. Y es que les puede llegar a causar, creedme, verdadero pavor. El olor a comedor llega a provocar en ellos rechazo psicológico, y a veces su recuerdo les perseguirá hasta la edad adulta. Más de uno de nosotros ha revivido, al entrar en un comedor público e impregnarse de ese olor tan característico, aquella sensación desagradable de ser obligado a tragar. Y muchas veces, momentáneamente, perdemos el apetito.

La experiencia de forzar a comer a un niño no se reduce a la escuela, también se vive, a veces con dramatismo, en casa. Para los padres resulta angustioso enfrentarse a esa boquita cerrada porque, inconscientemente, asociamos ese rechazo a la comida a no tener hambre y la secuencia «lógica» en nuestro pensamiento es: «Mi niño no come, no tiene hambre, perderá peso, enfermará».

Lo cierto es que son dos cosas diferentes: tener hambre es una necesidad del cuerpo, biológica, natural; saber comer bien y en el momento adecuado es un hábito que hay que inculcar y aprender. Como ocurre con dormir o con cualquier otro de los principales hábitos higiénicos.

Esto, que es tan simple, todos lo olvidamos. Así que, cuando nuestro pequeño «se cierra en banda», ¿qué hacemos la mayoría? Acudir a asesorarnos por otros padres que pasaron por lo mismo, consultar manuales poco o demasiado científicos u hojear con avidez los artículos o fascículos sobre el tema que aparecen en las revistas. Recogemos las soluciones —a veces contradictorias— de unos y de otros y empezamos a experimentar. Y, como «por probar que no quede», se escogen estrategias variopintas y, además, aplicables de un día para otro. Muy probablemente algunos de vosotros, lectores, ya seáis expertos en métodos varios: desde el «arte del camuflaje de la comida» a las «21 maneras de dar pollo a un niño», pasando por «la comida, mi hijo y yo estamos al borde de un ataque de nervios». Así que ya sabéis de lo que os hablo.

Sin embargo, por lo general a cada nuevo intento suele seguirle un fracaso, y con ello aumenta el desespero de los padres, cuya confianza en su autoridad y buenas intenciones va reduciéndose. Eso les lleva a cambiar de actitud frente al niño compulsivamente. Cuando inician una nueva táctica, su atención al pequeño es cariñosa y amable, pero, ante el menor signo de rebeldía o freno, se desata la tensión que, aunque no se verbalice, ni tan siquiera se muestre en el rostro, el niño percibe. Es entonces cuando se establece una poderosa «lucha de fuerzas» que finaliza con la resistencia de unos labios prietos frente a la cuchara cargada. Los padres se sienten como si intentasen franquear con un ariete un castillo cuyas puertas defiende a cal y canto su pequeño «monstruito»... que se resiste a engullir cualquier alimento.

Descubrirse en ese callejón sin salida resulta cruel y doloroso para los padres. Y de ahí que muchos acudan finalmente a una consulta e inicien la visita con un rotundo y categórico: «Ya lo he probado todo y no hay manera».

Tranquilos. Que no cunda el pánico. La comunidad de batalladores de cuchara en mano es extensa. La resistencia de los pequeños a comer es habitual. Forma parte de su espíritu de rebeldía ante las cosas que se les imponen. Pero en eso consiste educarlos, ¿no? Estos «locos bajitos», como canta Joan Manuel Serrat, deben ir aprendiendo que casi todo tiene un momento y un lugar. Y también unas maneras. Para eso son necesarios un método y un tiempo de aprendizaje.

En este libro Montse Domènech os expone un método sencillo y eficaz, que se puede poner en práctica desde que el niño toma sus primeras papillas hasta los cinco años, incluso en el parvulario. No es un manual de buenas maneras en la mesa (aunque es cierto que los niños que saben comer son considerados socialmente mejor educados), sino una estrategia para que nuestros hijos adquieran el hábito correcto de comer bien y de todo.

Os deseo que la lectura de estas páginas os conduzca a una excelente y placentera adaptación de vuestro hijo al buen comer, sin traumas, sin conflicto y sin tensiones. Al final, si se han seguido todos los consejos que aquí se cuentan, en menos de una semana las puertas del castillo se abrirán suavemente y lo que fue un ariete cargado de explosivos repugnantes para el pequeño, se convertirá en la cuchara o el tenedor conductor de ricos manjares a la medida de la vitalidad del pequeño *gourmet*. Todos, padres e hijo, saldrán vencedores, porque, en definitiva, educar a nuestro hijo a comer bien, es educar a su estómago a asimilar día a día la alimentación de un cuerpo sano. Y descubriremos que, lo que había llegado a tomar forma de verdadera batalla, no era más que la falta de un aprendizaje.

Feliz misión.

- El hambre es una necesidad biológica, casi un acto instintivo, pero a comer correctamente se debe aprender. Como todo hábito.
- Este libro presenta un método para enseñar a los niños a comer, no a que coman más.

1

«Este niño no me come»

Cuando unos padres me cuentan que lo han probado todo para que su hijo coma, sé de qué me están hablando: del recorrido del avión con la cuchara, de los peluches embadurnados de puré, del menú repartido a partes iguales para la mamá y para el niño, del comedor instalado en la alfombra repleta de juguetes o en la terraza entre macetas, o incluso de dar la cena al pequeño mientras se baña acompañado de sus muñecos de goma. Son padres que llegan a disfrazarse e interpretar a los mil y un dibujos animados con el único fin de desatar las carcajadas del terrible «malcomedor» y ¡hacerle abrir la boca!

Sé también que el empeño por lograr una estrategia para que el niño se nutra bien esconde el gran temor a que el pequeño no crezca o, lo que es peor, enferme por una espantosa anemia. Y ese temor, como padres, nos carcome.

Recuerdo especialmente a Marisa, una madre primeriza que llegó a enfermar porque su inquietud por los problemas de alimentación de su hija desembocó en terribles pesadillas. En ellas, la pequeña Ruth se convertía en la increíble mujer menguante y, con

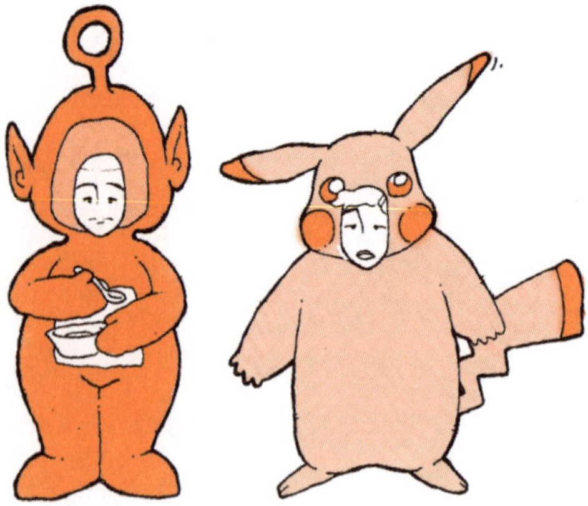

Padres disfrazados para conseguir que el niño abra la boca.

sus apenas cinco años, terminaba cabiendo en una diminuta caja que Marisa tenía sobre la cómoda y en la cual guardaba sus pendientes. Así pasó esta madre los últimos meses de su segundo embarazo, por el cual, como podréis comprender fácilmente, iba perdiendo toda la ilusión ante el miedo de repetir la experiencia. Afortunadamente, Marisa acertó en la aplicación del método del buen comer y, antes de que naciera el bebé, su primogénita aprendió a asimilar todo tipo de alimentos sin dificultad. El calvario no volvió a repetirse, ni siquiera con su segundo hijo.

«Este niño no me come» es una de las muchas frases que unos padres desesperados pueden decir. Como respuesta, en los parques de todas las ciudades, en las reuniones de amigos o a las puertas de la guardería llueven innumerables advertencias, consejos, sugerencias y ritos varios; en definitiva, soluciones milagrosas ofrecidas con la mejor de las intenciones que son puestas a prueba sin la mayor dilación. Y olvidamos que, en muchos casos, esos «trucos» con los que se experimenta *ayudan momentáneamente, pero de ningún modo educan.*

Homogeneizar los sabores, adaptar el menú a los caprichos del niño o perseguirle durante horas por toda la casa con la cuchara llena de comida son todas ellas fórmulas inadecuadas. Los «trucos» o las argucias a las que recurren los padres para distraer a sus hijos y hacerles engullir un bocado son... contraproducentes. Principalmente, porque no educan sino que engañan al niño y le llevan a confundir los roles. ¿El ejemplo más claro de esto último? Cuando nos disfrazamos para animar a comer a un niño, hemos transfigurado nuestra personalidad ante él y con ello hemos perdido nuestro rol de «guías» en el aprendizaje correcto del hábito de comer bien, cuando ésa es nuestra responsabilidad como padres.

Lo cierto es que la mayoría nos quejamos de cómo comen nuestros hijos. No comen, o no comen lo que debieran, o tardan demasiado, o... Pero mejor veamos unos cuantos casos reales. ¿Alguna vez os habéis encontrado en una situación parecida?

Primer caso: camuflaje con ketchup o platos con trampa

Magda y José estaban algo mosqueados. Cada vez que se encontraban en la piscina comunitaria de la urbanización con sus vecinos Andrés y Paquita, éstos presumían de lo bien que comía y dormía su primer lucero, Julián. Con tan sólo año y medio, dominaba a la perfección el arte de llevarse él solito la comida hasta la boca. En cambio, Magda y José estaban pasando por un infierno con su pequeña Marta.

A sus tres años, Marta no aceptaba más que los potitos de farmacia de pescado y verduras en las comidas, y de frutas en la merienda. La niña no probaba el pan ni la leche que no fuera del pecho de su madre (¡a su edad!). Ni siquiera le atraían las golosinas, las patatas fritas, la Fanta o el Cola-Cao. Nada. Su paladar se había convertido en una burbuja que sólo admitía tres tipos de potito de farmacia.

Llegó la Navidad y la comunidad de vecinos donde vivían ambos matrimonios celebró una comida conjunta. Ése fue el día en que Magda y José descubrieron la estrategia que utilizaban los padres de Julián para alimentarlo, y, automáticamente, dejaron de ser un ejemplo para nadie.

Efectivamente, el pequeño de los vecinos engullía sin problema y completamente solito, pero no sin que antes su madre embadurnara a conciencia el plato con ketchup, fuera cual fuese el alimento. Sí, Julián comía de todo, pero de todo camuflado con la salsa de tomate americana. También añadida a postres y meriendas.

El descubrimiento de la verdadera historia —«Érase una vez una madre enganchada a un bote de ketchup»— tranquilizó a los padres de Marta. Sólo entonces Magda y José pudieron superar la desconfianza en sí mismos que les había provocado el «éxito» de sus vecinos (con quienes, inconscientemente, establecieron una relación de rivalidad). Poco después acudían a mi consulta, en la que aprendieron a aplicar nuestro método, que convirtió a su pequeña Marta en una, ella sí, verdadera degustadora de cualquier menú variado. Y sin necesidad de ketchup.

Camuflar los alimentos que un niño no aprecia demasiado, bañándolos con ketchup, mayonesa o cualquier otro producto, es contraproducente. Mañana, en la escuela o en casa de los abuelos, tendrá que comerlos al natural. Enseñarle a comer bien es, entre otras cosas, ayudarle a reconocer, aceptar y aprender a disfrutar de todos los distintos sabores de nuestra gastronomía.

Segundo caso: ¿cómo se puede ser tan lenta comiendo?

Mercè es madre de tres niñas: Laura, Míriam y Blanca. Siempre tuvo problemas con la mayor, a quien le costaba comer. Después de mucho esmerarse sin éxito, finalmente dio con la solución. Ella misma nos lo cuenta:

> Antes de explicar cómo aprendió a comer mi hija Laura, la mayor de tres hermanas, que ahora tiene doce años y acaba de empezar los estudios de secundaria, quisiera remontarme a cuando tenía dos añitos.
>
> Laura era una niña muy activa y espabilada. Sin embargo, le costaba muchísimo acabarse la comida. Desde muy pequeña, la hora de comer había sido para ella y para todos un verdadero suplicio. No terminaba nunca: ni dándole su cuchara preferida, ni con la sirena del cuento de los bomberos, ni cam-

biando el menú, ni con las canciones de la abuela… ¡Laura era tan lenta comiendo!

Como ya lo habíamos probado absolutamente todo, habíamos agotado nuestra paciencia y sus dos hermanas, sobre todo la pequeña, también pedían nuestra atención, pusimos en práctica el último y dispar consejo que quedaba por probar: sencillamente, no hacerle caso. ¡Parecía tan difícil… y resultó tan sencillo!

Durante la fase de aprendizaje, cuando decidíamos que ya había pasado tiempo más que suficiente para haber dado cuenta de la comida, le retirábamos el plato, se lo hubiera acabado o no. Por la noche, después de haberla acostado, nos pedía a gritos desde la cama: «¡Quiero pollo!». Evidentemente, no hicimos ningún gesto para darle comida fuera de horario…

Cuando fue más mayor, y la veíamos espabilarse sola delante del plato, le decíamos: «Cuando no quieras más, dejas el plato en el mármol». Más adelante, empezamos a utilizar un temporizador de cocina que sonaba media hora después de haberle servido el plato con la comida en la mesa… y Laura sabía que, pasado aquel tiempo, se había terminado la cena.

Poco a poco, nuestra pequeña se esforzaba en masticar algo más rápido y se ajustaba cada vez más al tiempo de cada comida. Cuando terminaba, la felicitábamos regalándole un montón de besos de satisfacción por su increíble progreso. Y el rostro de Laura se iluminaba por la ilusión que a ella misma le hacía darse cuenta de que estaba realizando un aprendizaje correcto. Eso también la motivaba a seguir adelante, afianzando cada vez más el arte de la cuchara y el tenedor.

Hoy Laura y sus hermanas son niñas sanas que comen de todo y rápido, gracias a que los padres aprendimos a no hacer del plato un problema... Cuánta razón tenía el pediatra cuando nos decía: «En África son las criaturas las que persiguen a sus madres para comer».

Es una práctica sencilla, firme y que partió de algo muy simple: Mercè cambió de actitud, dejó de ponerse nerviosa y se relajó. Fue entonces cuando pudo aplicar una estrategia de aprendizaje que recondujo el mal hábito de Laura. *Hay que procurar no perder los nervios con un niño, porque detecta que hemos perdido el control. Si fingimos no hacerle caso, al final el hambre le llevará a ceder.*

Tercer caso: biberón a los cinco años

Una tarde llegaron a mi consulta los padres de un niño de cinco años que, al parecer, se pasaba el día buscando pelea con los otros niños de su clase. Tampoco en casa era posible mantenerlo tranquilo y hasta los vecinos empezaban a estar hartos de él. La llegada de un hermanito parecía ser la causa del mal comportamiento de Jaime, al que el nuevo nacimiento había robado su butaca preferente.

Las malas costumbres que estaba adquiriendo Jaime y su deseo de corregirlas fue lo que llevó a sus padres a consultar con un especialista. Me describieron las peleas que tenían con el niño —por la mañana, para llevarlo al colegio; por la tarde, cuando llegaba a casa, para que se estuviera quieto; por la noche, para meterlo en la cama— pero, sin embargo, en ningún momento comentaron nada acerca de los hábitos de alimentación de Jaime. Hasta que en un momento de la conversación, sin ser ellos conscientes de la suma importancia del dato, se les escapó que Jaime, desde el nacimiento de su hermano, volvía a tomar el biberón. Que no quería otra cosa. Que le costaba horrores engullir cualquier alimento sólido y, en cambio, recuperar el biberón había convertido las comidas en una tarea muy sencilla.

Como el niño continuaba ganando el peso apropiado a su edad y, en realidad, les resultaba mucho más cómodo enchufarle el biberón para alimentarlo, los padres de Jaime ni tan siquiera se plantearon que estuvieran creando una situación anómala. A lo sumo, lo justificaron diciéndose que era lógico que su primogénito, al observar que los mimos se concentraban en el nuevo retoño, quisiera ser de nuevo bebé. Y en cierto modo ésa era la causa del retroceso de Jaime: había visto peligrar su espacio de cariño y sobreprotección, y no quería ser desplazado.

También es cierto que los padres perdieron el control de la situación desde el momento en que aceptaron volver a darle biberón. Conscientes de haber desplazado buena parte de su afecto al bebé, trataron de compensarlo concediendo a Jaime su deseo de ser, de alguna manera, otra vez pequeño. Se refugiaron en los celos de su hijo mayor (que, por otro lado, estaban dentro de la normalidad) para concederle lo que por edad no le correspondía. Y como habían transigido con la comida, Jaime por su parte cada vez les exigía más en otros terrenos.

En la sesión de orientación, lo primero que hice fue tranquilizarles, procurar librarlos de cualquier sentimiento de culpabilidad. Estaban a tiempo de enderezar correctamente la conducta de su hijo y, de hecho, haberle consentido que volviera a utilizar el biberón no dejaba de ser una muestra de su afecto hacia él. El fallo había sido no plantearse el trato adecuado a la edad de Jaime. Todo el mundo sabe que, por mucho que con cinco años se tome biberón, algún día el ser humano acaba comiendo entrecots y lenguados. Pero también es cierto que *las incorrecciones en nuestros hábitos alimentarios se construyen precisamente durante la niñez, y es entonces cuando hay que detectar el problema y encauzarlo correctamente.*

Hay tantos casos como niños, y siempre nos pensamos que el nuestro es único. *Lo primero, y lo más duro, que han de aprender los padres es que lo de «Mi niño es muy especial para comer» no significa otra cosa que «Mi niño necesita un buen aprendizaje, pues nos toma el pelo como quiere». Cuando aceptamos el problema que tenemos, podemos empezar a trabajar para crear el hábito de comer bien.* Y en este libro os presento un método para conseguirlo.

Sin embargo, no quiero acabar este capítulo sin mostraros un último caso que nos demuestra que, a veces, no es el niño quien tiene el problema.

¿Seguro que mi hijo no come nada?

El testimonio de Marta puede resultarnos muy útil para comprender que, antes de decidir que nuestro niño tiene un problema a la hora de comer y que hemos de actuar, tenemos que asegurarnos que ese problema es real.

> Pol, mi hijo, resultaba exasperante: ¡es que no comía nada! Era un niño enclenque, lo que se dice «poquita cosa». Claro que, si nos conocierais a mi esposo, Iván, un metro sesenta y ocho y cincuenta y dos kilos de peso, y a mí, con un metro cincuenta y tres y cuarenta kilos, no os parecería tan extraño. Sin embargo, ni mi marido ni yo habíamos tenido problemas de «comida» cuando éramos críos. Tal vez es que nuestros padres supieron hacerlo mejor.
>
> Desde que empezamos a darle las papillas de fruta, las sopas y demás, Pol nunca comía más de dos cucharaditas seguidas. Sí, he dicho dos. La hora de la comida era un martirio: los minutos pasaban y él sólo abría dos veces la boca. Ni una más. Lo intenté todo: le camuflaba los sabores, le cambiaba las texturas, le perseguía por toda la casa cuchara en mano. Todavía recuerdo esa imagen: una mamá con la cuchara persiguiendo a su hijo como una posesa.
>
> Y lo peor eran las visitas al pediatra. Una vez al mes, el hombre, con una paciencia extraordinaria, pesaba a Pol. Nerviosa, yo esperaba que me dijera que el niño estaba al borde de la inanición, que tenía una anemia profunda. Para mis adentros, no dejaba de repetirme: «Ahora me dirá que este niño está raquítico, desnutrido, falto de vitaminas, sin defensas, ¡vaya piltrafa de criatura!». Sin embargo, y para mi asombro, cada vez me

anunciaba otra cosa: «Está en la línea de crecimiento normal; en el mínimo bajo, pero dentro de la normalidad, tanto de peso como de talla. Es pequeñito, pero está sano y fuerte». Y terminaba diciéndome: «Al fin y al cabo, la genética es determinante en el crecimiento de un niño, y en este caso todo encaja».

Pero a mí esto no me bastaba. «¡Pero si el niño no come nada de nada!», exclamaba yo, exasperada con el pediatra. Y él, con infinita paciencia, volvía a repetirme que seguía una curva de crecimiento correcta y que el niño estaba bien.

Esto duró hasta que Pol cumplió dos añitos. Entonces el amable pediatra, agotada ya su paciencia, me dijo muy serio: «Va usted a apuntar todo lo que le da al niño durante las veinticuatro horas y a lo largo de una semana. Y con todo detalle. Anotará las cantidades exactas y el horario. Incluso los líquidos que se tome». Y yo pensé: «Ahora sí que vamos bien. Ahora se convencerá de que el niño no come nada».

¡Qué vergüenza cuando, en la siguiente visita, repasamos el diario semanal de las comidas de Pol que yo había apuntado en una libreta!

Ésta es una página de lo que yo había escrito:

«*Lunes*. Pol se levanta a las ocho, y le doy medio vaso de leche. Sólo se come dos galletas.

»A las diez, como *veo* que tiene hambre, le doy un bollo con un vaso de zumo de pera. Se toma exactamente la mitad. ¡Caray con el niño, ni esto se lo come entero!

»A la una, le doy la comida: ha tomado exactamente seis cucharadas de sopa de pasta y luego le he puesto una pechuga rebozada. Sólo se ha comido cinco pedacitos. Le he dado el postre, porque no había comido nada, y ni siquiera ha querido terminarse el yogur. Total, otra comida perdida.

»A las cuatro, le he preparado una papilla de frutas. Plátano con pera y dos galletas, todo bien chafado. Sólo se ha comido la mitad; el resto, he tenido que tirarlo.

»Como seguro que estaba que se caía de hambre, a las seis le he dado un zumo de naranja. Se lo ha bebido, pero he tenido que perseguirlo por toda la casa.

»A las ocho, tocaba la cena. He preparado un puré de verduras de lo más apetitoso, con zanahorias, algunas judías verdes, una patata y media cebolla. Además, le he echado una yema de huevo, para colarle algo más de "sustancia" al niño. Nada de nada: como siempre, sólo se ha tomado ocho cucharadas. Exasperante. Después, le había preparado pescado: dos filetitos de lenguado fresco recién comprados. De lo más sabroso. Pues tampoco. Sólo se ha comido uno. Y de postre sólo he podido endosarle media manzana pasada por el turmix, y el resto ha habido que tirarla.

»Por la noche, le he despertado hacia las doce, justo antes de ir a acostarme, para darle un vasito de leche. Para complementarle la alimentación. Y se lo ha tomado sin rechistar».

Los otros seis días, eran más de lo mismo.

El pediatra me miró, me hizo sentar y me pasó un folio y un boli. «Apunte las cantidades que voy a irle dictando», me dijo. «Luego, me las agrupa en tres comidas y saque cuentas.» Lo que salió al final fue esto:

Desayuno: un vaso de leche (son 100 centímetros cúbicos), dos galletas, medio bollo y medio zumo de pera (son 40 cc).

Comida: seis cucharadas de sopa de pasta (corresponden, cuando se mide, a 80 cc de líquido con hidratos de carbono); cinco trocitos de pechuga rebozada (es decir, media pechuga de 150 gramos), y medio yogur.

Merienda: Medio plátano, con media pera y una galleta, más zumo de naranja (70 cc).

Cena: ocho cucharaditas de puré de verduras en realidad equivalen a una zanahoria, seis judías, media patata y un cuarto de cebolla. No está mal para el primer plato de un niño de dos años. El filete de lenguado era de 75 gramos. Además, media manzana y un vaso de leche (60-70 cc).

Primero me puse blanca y después de todos los colores. ¡Cómo no me había dado cuenta de todo lo que sí estaba comiendo Pol! El pediatra guardó silencio y, al final, sólo se limitó a decirme: «El vaso de leche a medianoche no es necesario que se lo dé. Así dormirá mejor».

A partir de aquel día, mi hijo comió con normalidad. Mejor dicho: a partir de aquel día, la madre preocupada y obsesiva con el tema de la comida de su hijo se volvió una persona normal.

- Hay que educar, no engañar. Las argucias de los padres para lograr que la criatura abra la boca son contraproducentes.
- Durante la niñez se construyen los hábitos alimentarios. Es el momento de encauzarlos correctamente.
- No vale probar un «truco» tras otro. Hay que seguir un método.
- Es posible enseñar a comer bien.
- No hay que obsesionarse con el tema.
- En el aprendizaje del hábito de comer bien, el rol de los padres ha de ser el de «guía».

2

Escuela de padres

¿Os habéis fijado en los vendedores que tienen éxito? El mejor siempre es aquel que se conoce al dedillo lo que está vendiendo: de qué está hecho, cómo funciona y sus ventajas e inconvenientes. Esto es precisamente lo que le asegura una buena respuesta, bien informada, ante cualquier duda o pregunta con la que pueda sorprenderle el potencial comprador. Si domina el producto que tiene entre manos, no hay quien se le resista.

Pues bien, antes de leer y poner en práctica rápidamente el método que aquí os presento para que vuestro hijo adquiera el hábito de comer bien de una vez por todas, tenéis que estar dispuestos a aprender previamente. *Para asegurar el éxito hay que saber qué estamos haciendo, por qué estamos haciéndolo, y creer en ello.*

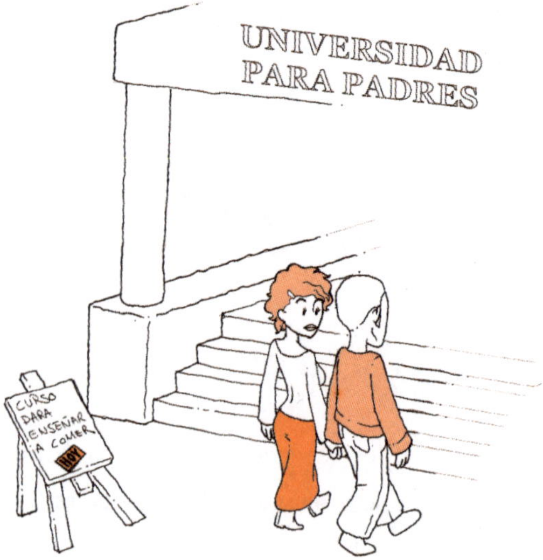

Los padres han de estar dispuestos a aprender.

Primero aprendemos los padres

El mayor anhelo de todos los padres cuando deciden tener un hijo es poder ayudarle a crecer con todo el amor del mundo y enseñarle a ser una persona feliz y responsable. Y este «paquete completo» de afecto por un lado y enseñanzas y normas por el otro, da por lo general un resultado excelente si es impartido con una buena dosis de sentido común y, sobre todo, con mucha coherencia. El hijo recibe todos estos estímulos y, en función de la actitud coherente de sus padres, les dará una respuesta u otra.

Cuando algunos padres se encuentran con que su retoño no se comporta como querrían y presenta conductas «inesperadas», lo primero que tendrían que preguntarse es en qué momento de su crecimiento ellos, sin querer, no fueron coherentes en sus enseñanzas o se olvidaron de aplicar el sentido común. Pero, ¡atención!, no es cuestión de lamentar las equivocaciones y empezar a culpabilizarse, sino de valorar lo que ha ocurrido y reflexionar sobre cómo recuperar el buen camino.

No olvidemos que todo lo que los padres enseñan y dan a sus hijos con afectividad es positivo. Y que siempre se cometen errores. Lo importante es saber sacar una lección de ellos, porque suelen revelarnos las cualidades y los defectos propios de las personas.

Así pues, nadie nace enseñado y de todo se aprende si hay una buena predisposición. Si los padres reconocen que no saben cómo inculcar determinados hábitos a sus hijos, lo mejor es buscar los medios para aprender a hacerlo en vez de improvisar estrategias que podrían empeorar las cosas. Ya habréis oído cantidad de veces: «Ya lo hemos probado todo y no hay manera».

Aquí tenéis una buena noticia: por supuesto que hay manera, y es mucho más sencilla de lo que parece.

Pero antes hay que empezar con algo de teoría.

¿Qué es la conducta? ¿Podemos modificarla?

Lo primero que debemos tener presente es que un niño es un ser inteligente y que empieza a aprender y a comunicarse con los adultos desde el mismo momento en que nace. A partir de ese instante recibe estímulos de todo lo que le rodea: las personas, los objetos, los sonidos, etcétera. Todos estos estímulos pueden desencadenar en él una o varias respuestas que, a la larga, se concretan en una conducta o comportamiento (véase el cuadro 1).

ORIGEN DE LA CONDUCTA DE UN NIÑO

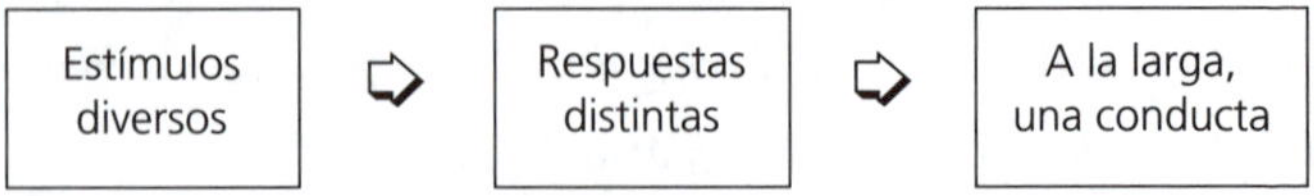

Cuadro 1

No es un proceso en una sola dirección. Dependiendo de las reacciones del niño, de la conducta que adopte, los padres generarán otras respuestas que, a su vez, serán nuevos estímulos a partir de los cuales la criatura desarrollará una respuesta y una conducta nuevas. De todo ello se desprende que la conducta es modificable.

Es decir, el proceso de interrelación de estímulos y respuestas origina la conducta o comportamiento y se establece como base del desarrollo madurativo del niño. Y aquí el papel de los padres es fundamental, porque son la fuente que produce más estímulos para su hijo y los primeros modelos que el niño puede «copiar».

De manera más o menos consciente, los padres comprueban que su conducta con respecto al niño origina unos cambios en él.

Por eso instintivamente aportan nuevos estímulos a su hijo con la intención de reforzar (si son adecuadas) o modificar (si son inadecuadas) las conductas que va aprendiendo.

Aquí es necesario hacer una advertencia: no calificaremos las conductas de un niño de buenas o malas, sino que sencillamente hablaremos de conductas adecuadas o inadecuadas. Por ejemplo, el hecho de que un niño se haga pipí no es bueno ni malo. Dependiendo de dónde lo haga será adecuado (en el baño) o inadecuado (en el comedor o en la cama). Éste es un concepto fundamental para reeducar cualquier hábito.

Si los padres son capaces de manipular esta dinámica (estímulo-respuesta) de forma coherente, pueden modificar la conducta del niño hasta llevarla a unos parámetros satisfactorios en cuanto a los resultados (véase el cuadro 2).

En principio, la actividad conductual depende de una estructura biológica determinada por la herencia genética, que desenca-

EL PAPEL DE LOS PADRES

- Los padres aportan las conductas que serán los primeros estímulos que reciba el niño.

⇩

- Estos estímulos originan los cambios en la conducta del niño, que puede ser adecuada o inadecuada.

⇩

- Según la respuesta, los padres aportan nuevos estímulos para modificar o reforzar esta conducta.

Cuadro 2

dena *conductas innatas*. Por otra parte, esta estructura biológica se modifica mediante el aprendizaje y desencadena *conductas aprendidas*. Un ejemplo de conducta innata es cuando el niño llora o patalea para conseguir que sus padres le den un objeto.

Las conductas innatas son más susceptibles de ser modificadas que las aprendidas. Y cuanto menor sea el niño, más fácil resultará modificar este tipo de conducta. Por tanto, cuanto antes se le empiecen a dar pautas de conducta adecuadas, mejor. Si volvemos al ejemplo anterior, desde el primer momento en que el niño comience a llorar o a patalear, los padres deberán mostrarle un modelo correcto de actuación. Por ejemplo, le indicarán que las cosas se piden con corrección y tranquilamente. De lo contrario, si el niño llega a los diez años realizando esta clase de conducta inadecuada, cuando los padres decidan modificarla, les resultará mucho más difícil conseguirlo (véase el cuadro 3).

GÉNESIS DE LA ACTIVIDAD CONDUCTUAL

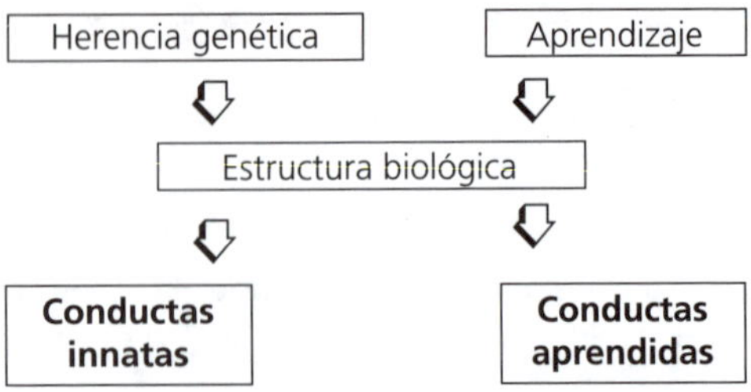

Las conductas innatas son más susceptibles de cambio que las adquiridas. Por eso, cuanto menor sea el niño más fácil será modificar su conducta.

Cuadro 3

Proceso de aplicación de pautas adecuadas de conducta

Antes de aplicar unas pautas de conducta adecuadas al niño, conviene llevar a cabo este proceso:

1. Observar las conductas desarrolladas por el niño.
2. Discriminar las conductas innatas susceptibles de ser modificadas.
3. Reconocer las conductas aprendidas y los estímulos que las han originado.
4. Discriminar, entre el conjunto de conductas, aquellas que son adecuadas de las que son inadecuadas.
5. Actuar en consecuencia, creando nuevos estímulos que refuercen o modifiquen las respuestas producidas por el niño.

Es importante que los padres o educadores mantengan una actitud firme ante las conductas desarrolladas por el niño y sepan dar la respuesta apropiada. Si los padres refuerzan positivamente una conducta adecuada del niño, con toda seguridad esta conducta quedará instaurada en el comportamiento general del chiquillo. Por el contrario, si no la refuerzan, se extinguirá y no volverá a repetirse (véase el cuadro 4).

ACTITUD DE LOS PADRES Y EDUCADORES FRENTE A LAS CONDUCTAS DEL NIÑO

Deben mantener una actitud firme frente a la conducta desarrollada por el niño y dar una respuesta adecuada.

En caso de **conducta adecuada**

⇩

- Si la refuerzan positivamente = conducta instaurada.
- Si no la refuerzan = conducta a extinguir o no repetida.

Cuadro 4

¿Qué ocurre en el caso de una conducta inadecuada? Volvamos al ejemplo de antes. El niño llora o patalea porque quiere que sus padres le den un objeto. La respuesta de los padres puede ser:

1. Hartos de escuchar sus berridos, le dan el objeto. Con esta respuesta, el niño aprende a pedir siempre las cosas llorando.
2. No hacen caso del comportamiento del niño, ni siquiera parece que le escuchen, y no le dan el objeto solicitado. El niño aprende que gritar, llorar o patalear no es la forma de pedir las cosas.

Ante una conducta inadecuada del niño hay que responder con estímulos que la modifiquen o bien la extingan. Esta situación es más compleja, ya que implica dos pasos: primero, extinguir la conducta inadecuada, y, en segundo lugar, sugerir o impulsar una nueva conducta que resulte adecuada, y que es la que reforzaremos (véase el cuadro 5).

ACTITUD DE LOS PADRES Y EDUCADORES FRENTE A LAS CONDUCTAS DEL NIÑO

Deben mantener una actitud firme frente a la conducta desarrollada por el niño, y dar una respuesta adecuada.

En caso de **conducta inadecuada**

⇩

1.° No reforzar = conducta a extinguir o no repetida.
2.° Impulsar o sugerir una conducta adecuada.

Cuadro 5

Teniendo en cuenta que la conducta tiene una finalidad, el niño siempre actúa esperando un resultado: lloro y consigo el objeto (conducta inadecuada) o lo pido bien y consigo el objeto (conducta adecuada). También es cierto que, durante sus primeros años, no puede discernir entre un tipo de conducta u otro, y las va produciendo indiscriminadamente.

Si, durante este período de tiempo, los padres o educadores prestan más atención a las conductas inadecuadas que a las adecuadas, el niño interpretará que son las que le mantienen más vinculado a ellos y las repetirá porque se siente más reforzado. Y, al contrario, si no se fijan en las conductas adecuadas y las refuerzan, el niño puede dejar de hacerlas. Veamos un ejemplo muy claro.

Daniel, un alegre pelirrojo de cinco años, se instala en el sofá y se dispone a leer toda la tarde tranquilamente. Sus padres, agradecidos por la tregua, no se atreven a abrir la boca para no estropear la magia, es decir, no le hacen ningún caso. Probablemente, al cabo de un rato, Daniel sentirá que se aburre como una ostra. Puede que, inquieto, decida dar unas volteretas sobre los cojines. Acabará cayéndose al suelo y el ruido del porrazo, que será más grande que el daño, atraerá entonces la atención del padre, de la madre o de ambos, que correrán a ver si le ha pasado algo. Le harán unos mimos y se quedarán un rato jugando con él.

¿Qué ha sucedido? Pues que Daniel ha deducido que, si se comporta como una ricura de niño tranquilo, se aburre (nadie le anima a seguir siéndolo), mientras que, con una pequeña travesura, gana protagonismo. Es así de simple y acertada la inteligencia de los niños.

El proceso de aprendizaje

El proceso de aprendizaje de un niño se realiza a través de la reproducción de los modelos que le ofrecen el entorno y las personas que lo rodean.

Los padres, como ya hemos dicho, son los primeros en presentar un modelo de conducta al niño para que éste aprenda. Este modelo es un conjunto de estímulos que provocan respuestas. Es muy importante, pues, que los modelos sean claros y concretos para que den origen a conductas adecuadas (véase el cuadro 6).

¿Cómo aprenden los niños? Copiando estos modelos y también haciendo aquellas cosas que han visto que daban el resultado esperado. Es decir, asocian una acción y una reacción. Todos lo

PROCESO DE APRENDIZAJE

Padres

⇩

Modelo

⇩

Niño

⇩

Aprendizaje + Refuerzo

⇩

Conducta aprendida

Cuadro 6

hemos presenciado: cuando el niño hace una gracia, los padres y cualquier adulto que esté con el pequeño se la reirán y aplaudirán. Ese efecto provoca que el niño vuelva a repetirla. Pero lo que también tienen estudiado muchos pequeños es que si lloran para conseguir una piruleta, acabarán consiguiéndola. ¿De dónde han sacado este modelo?

De nosotros y sin que nos lo propusiéramos. Los padres o los adultos a cargo del niño muchas veces no se dan cuenta del uso «perverso» del llanto. Como en una ocasión se acalló el lloro concediéndole la chuchería, el niño asimiló que el llanto le abriría las puertas a cualquier deseo que tuviera. Y eso, sin que él entrase a valorar si se trataba de una actitud positiva o negativa, adecuada o inadecuada.

Los niños necesitan un modelo para cada caso. Y es clave que aprendan a tomar la conducta correcta antes de asimilar la inadecuada. De este modo, los padres evitaremos pasar por ese momento difícil que es la corrección de un mal hábito. Además, el proceso educativo será más rápido, porque no habrá que desaprender nada.

En el ejemplo que acabamos de dar, la actitud correcta de los padres sería decirle a la criatura la primera vez que surge el problema: «Ahora no puedes tomar la piruleta, pero cuando acabes de comer, y si has comido bien, te daremos una». Ya está, no hacen falta mayores explicaciones. En el caso de que el niño insista, lo mejor es no hacerle caso y cambiar de tema para que entienda que no pensamos claudicar.

Incentivos para reforzar o modificar una conducta

Si nos fijamos de nuevo en la figura 6, vemos que en el proceso de aprendizaje para aprender una conducta, además del aprendizaje en sí tienen un papel importante los refuerzos o gratificaciones.

Reforzar positivamente una conducta adecuada no es difícil. Hay muchos mecanismos para hacerlo, a veces tan sencillos como un elogio o un halago. En cambio, modificar una conducta inadecuada resulta más complejo. En la mayoría de los casos basta con no hacer caso de la misma para que desaparezca, pero en ocasiones conviene utilizar algún incentivo para modificarla.

Un incentivo es un estímulo. No tiene que ser desproporcionado y hay que saber dosificarlo según la situación. En ningún caso funcionará como un soborno o chantaje, ni será tan habitual que el niño acabe dejando de sentir ilusión por el mismo.

Cuando se quiere modificar una conducta de un niño, lo más recomendable es:

1. Empezar siempre usando *incentivos afectivos*, como pueden ser los halagos, los piropos, las felicitaciones, las palmaditas en la espalda y las caricias. Casi siempre son más que suficientes para reforzar de manera positiva una conducta, pero también para modificarla.
2. En ocasiones puntuales, conviene utilizar los *incentivos materiales*, como puedan ser un premio o un regalo. Puede hacerse como recompensa a un cambio importante en los hábitos del niño, como, por ejemplo, cuando deja de hacerse pipí en la cama.

La aplicación de un refuerzo positivo ha de ir disminuyendo a medida que mejora la conducta del niño, hasta que al final ya no será necesario premiarla para que se produzca la conducta deseada (véase el cuadro 7).

USO DE INCENTIVOS PARA LA MODIFICACIÓN DE CONDUCTAS INADECUADAS

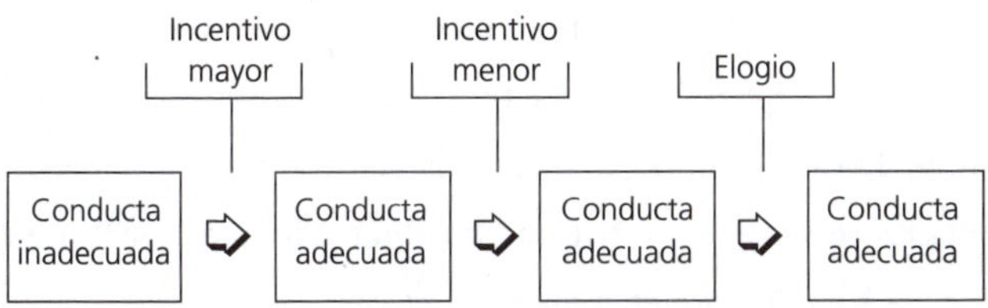

Cuadro 7

La independencia respecto de los padres

La interrelación de estímulos y respuestas y el aprendizaje se dan durante todo el proceso madurativo del niño. Pero es necesario ir adaptando los modelos de actuación a las nuevas etapas de crecimiento a fin de conseguir unas pautas de conducta adecuadas en cada momento.

Hasta que los hijos no ganan seguridad y confianza en sí mismos, su dependencia de los padres es muy grande. A medida que los padres van mostrando pautas maestras de comportamiento a sus hijos, y éstos las van interiorizando para reproducirlas espontáneamente en cada situación que las requiera, cuaja en ellos el aprendizaje y aumenta su propia seguridad.

Para hacer de este proceso del aprendizaje una asignatura sencilla, nada mejor que el afecto, el sentido del humor, el optimismo y, sobre todo, una buena dosis de tiempo y dedicación por parte de los padres, que irán transmitiendo en todo momento al niño que él es capaz de resolver la situación correctamente y por sí solo.

A su vez, el niño, cuando se da cuenta que va resolviendo las situaciones si utiliza todas estas pautas y modelos que sus padres le han servido cómodamente, empieza a requerir su progresiva porción de independencia. Ya no precisa estar tan pendiente de los adultos. El momento del despegue ha llegado. Ha interiorizado la confianza en su propia capacidad de obrar y, lo que es más importante, de hacerlo correctamente.

Si antes el padre o la madre le indicaban qué debía hacer a

cada momento (fuera lavarse los dientes antes de acostarse o dar las gracias cuando alguien le ofrecía alguna cosa), a partir de ahora el niño buscará iniciarse en esa recién ganada independencia, que demuestra su madurez y óptimo aprendizaje.

Sin embargo, aceptar estos primeros pasos de independencia en un hijo no significa en absoluto que a partir de ahora los padres puedan desentenderse de él, que ya no es necesario seguir animándolo y guiándole. La afectividad que los padres aportaban a sus hijos en la etapa anterior de enseñanza de los hábitos ha de seguir aflorando en esta otra nueva, para reforzarlos. Un halago, una felicitación, una sonrisa o una simple palmadita en la espalda son detalles que, aunque puedan parecer inapreciables, hacen que el niño se sienta contento, seguro y reafirme su conducta.

El afecto de los progenitores por sus hijos ha de ser palpable siempre. No basta con pensarlo o desearlo, hay que demostrarlo, verbalizarlo. En definitiva, hay que asegurarse de que ese mensaje de afecto es recibido por su destinatario, en este caso, nuestros hijos.

- Los padres aportan los modelos de conducta que serán los primeros estímulos que reciba el niño.
- La conducta que desarrollan los niños no es buena o mala, sino adecuada o inadecuada según las circunstancias.
- Como la conducta es modificable, los padres aportan nuevos estímulos para reforzar o modificar el comportamiento de los niños.
- Ante una conducta adecuada, hay que reforzarla positivamente.
- Ante una conducta inadecuada, se puede no hacerle caso para que desaparezca o usar un incentivo para modificarla.
- Cuando un niño gana confianza porque ha aprendido una conducta y sabe utilizarla, hay que seguir animándolo y alentándolo. Porque sea más independiente, no debemos dejar de mostrarle nuestro afecto. Hay que seguir reforzando las conductas adecuadas que muestre, para acrecentar su seguridad.

3

Nos toca motivar

Son muchos los padres preocupados porque su hijo o hija come poco o mal. Y no se dan cuenta de que su actitud ante los pequeños resulta muy poco estimulante y así es difícil que el niño cambie la suya propia. Nada le incita a hacerlo. Una bronca, por ejemplo, además de un aporte de agresividad negativo para unos y otros, no es una motivación, sino todo lo contrario. Muchas veces provoca que el menor se cierre en banda.

Cuando unos padres nos describen el infierno por el que están pasando con frases como «No hay manera, es que no quiere, no le gusta, dice que no le apetece», lo que trasciende automáticamente es que tienen miedo a que su hijo les «monte un pollo» y acabe crispando los nervios de toda la familia. Por eso, para evitar conflictos y disputas, optan finalmente por seguirle la corriente. Es decir, es el niño quien domina la situación. Clarísimamente. Y son los padres los que van a remolque de lo que su hijo les pide.

Lo que tal vez ellos no saben, o sí lo saben pero en ese momento no son conscientes de ello, es que estos conflictos que tratan de eludir ahora van a quedar sin resolver y, en un momento

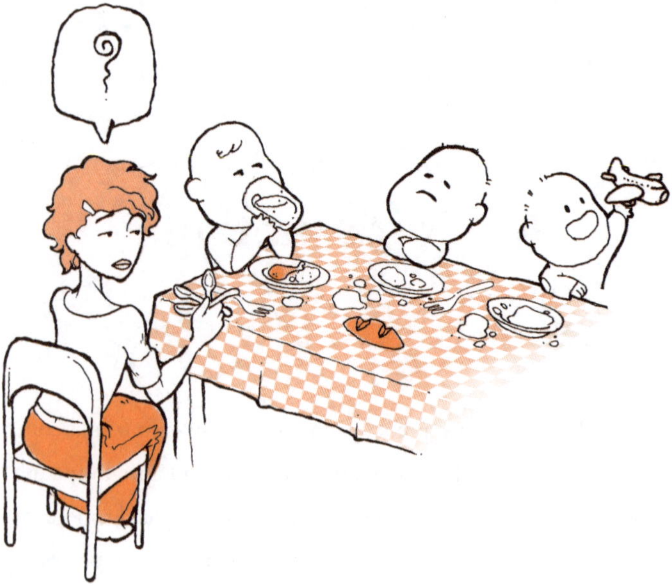

A veces las comidas pueden ser un infierno.

u otro de la maduración del niño, volverán a salir y multiplicados. Si los niños no adoptan unas pautas desde muy pequeños, resulta mucho más difícil que las interioricen después. Entre otras cosas, porque, como ya dije, entonces será necesario que desaprendan los malos hábitos adquiridos. Tendremos que hacer doble camino.

Si se hiciera una estadística entre jóvenes con problemas de alimentación, veríamos que un elevado número de ellos dejó temas sin resolver durante la infancia. Por eso es tan importante la adquisición de unos hábitos alimenticios correctos en esa primera etapa de su vida. Bueno, es lo que ocurre con cualquier aprendizaje que se inicie tardíamente, sea un idioma o la natación. No es imposible llegar a dominarlo, pero cuesta más.

Así que este capítulo, siguiendo en nuestra particular escuela de padres, vamos a dedicarlo a cómo se puede motivar correctamente a un niño. Y como vamos a centrarnos sobre todo en el tema que nos ocupa, el de la alimentación, antes convendría recordar algo de nuestros pequeños.

Cómo se comunican los niños

Todos tenemos sobradas pruebas de que los niños son muy inteligentes y que saben comunicarse con sus padres desde el momento que nacen. ¿Y cómo se comunican con ellos cuando están enseñándoles el hábito de comer? Depende de la edad:

- *Desde los siete meses hasta los dos años (cuando empieza a hablar)*: Su modo de comunicarse consiste en realizar una acción que provoca la reacción del adulto. Sus recursos son escasos, pero muy efectivos: cierra la boca, mueve la cabeza de lado a lado, mete las manos en la papilla o en la sopa, escupe lo que acabamos de darle, llora, grita e incluso vomita. Cuando sus padres traten de enseñarle a comer realizará alguna de estas acciones (¡a veces, les ofrecerá el repertorio completo!) porque todavía no ha aprendido correctamente. Es una actitud normal. *Simplemente se siente inseguro con este nuevo hábito que está aprendiendo y quiere llamar la atención de sus padres para que éstos le tranquilicen.*

- *Desde los dos años hasta los cinco*: En esta etapa, el niño adquiere una nueva arma: la palabra. Sin embargo, aún no la utiliza del modo en que lo hacemos los adultos para entendernos. Los menores de cinco años emplean el lenguaje como si fuese una acción más. Saben que al pronunciar determinadas palabras clave provocan la reacción de sus padres. Ha aprendido que al decir «Mamá, esto no me gusta», «Estoy lleno» o «Me apetece más otra cosa», su madre, si se siente insegura, tratará de complacerle, sin darse cuenta de que, en realidad, lo único que conseguirá es consolidar un mal hábito.

  Por eso un niño de estas edades siempre usará las palabras más alarmantes y efectivas para hacernos cambiar la forma de enseñar el hábito de comer, a veces sin comprender del todo lo que significan, simplemente por el efecto que causan.

- *A partir de los cinco años*: El niño cuenta con recursos comunicativos realmente eficaces gracias a su dominio del lenguaje y, sobre todo, porque conoce muy bien las reacciones de los adultos que conviven con él. En este sentido, *un niño mayor de cinco años ya realizará conductas específicas pensando en la reacción que provocará en sus padres.*

Para que un niño coma bien, primero hay que motivarlo

Durante y después del aprendizaje, el niño produce una serie de conductas adecuadas que conviene reforzar. Así interiorizará este mensaje positivo y, tan pronto como pueda, lo repetirá. Por ejemplo, si nuestra hija es extremadamente lenta comiendo, es muy útil aprovechar el momento en que ella sola se lleva la comida a la boca o que mastica más rápido para soltarle, por sorpresa, un: «¡Caramba! Hoy vas súper rápida, ¡estoy muy contenta!». El comentario positivo de la madre supone un estímulo valiosísimo para la niña que, sin duda, repetirá su estupenda actitud tan pronto como le sea posible. Porque para ella es un aliciente haber conseguido atraer la atención especial de su madre, romper la rutina de una madre que normalmente está pensando en otras cosas mientras acompaña a su hija durante la comida.

Si nos paramos a pensar que ese instante de atención especial, ese halago, es un regalo para el niño, lo repetiremos con frecuencia. Porque también para los padres se habrá convertido en un gran aliciente.

Sin embargo, paradójicamente, es más corriente que los padres presten mayor atención a la criatura y se entretengan inventándose las mil y una cuando aquélla se cierra en banda, frunce el ceño, llora u organiza una pataleta de cuidado porque está defendiendo su hábito y no piensa claudicar.

Cuando esta situación llega a un punto extremo, logra sacar a los padres de sus casillas. Una nube de crispación, tensión y enfado mutuo se cierne en el ambiente y de repente un gran muro, invisible e infranqueable, separa a la criatura que se niega a comer del adulto que se empeña en que lo haga.

En realidad, por lo general la crispación del adulto confunde al niño, que no entiende la causa de tanto enojo. Si no se resitúan las cosas y el adulto no resuelve el «conflicto», aproximando posiciones, se corre el gran riesgo de anular por completo la motivación de la criatura que, instintivamente, pasa a asociar la comida con una actividad muy dura y desagradable.

Otra cuestión que conviene recordar es que las rabietas de los niños también esconden sus peculiares pruebas o exámenes a sus padres o educadores. Comprueban hasta qué punto pueden descontrolarse o «descomportarse». En definitiva, están probando sus reacciones.

¿Qué se ha de hacer en estos casos? No conviene demasiado cargar las tintas contra el pequeño cuando presenta una conducta inadecuada. Siempre es mejor demostrarle que no está consiguiendo nuestra atención con ese comportamiento. Vuelvo a insistir en este punto, porque es muy importante: *cuando un niño se comporta mal y nosotros le prestamos atención por eso (aunque sea riñéndolo), acaba asociando que portarse mal equivale a captar el interés del adulto. Es decir, ha malinterpretado el mensaje.*

Por lo tanto, hemos de hacer ver que no ha pasado nada cuando muestra una conducta inadecuada. Y, acto seguido, mostrarle la forma correcta de comportarse, animándole a ponerla en práctica y demostrándole con gestos, palabras y con la actitud que adoptamos, amable y segura, pero sobre todo firme y convencida, que él es capaz de hacerlo espléndidamente.

Olvidémonos de las amenazas, de las comparaciones que lo discriminan negativamente y en especial de frases como éstas: «Qué malo eres», «Qué mal lo haces» o «Estoy harta». Son todas inconvenientes, porque muestran la fuerza y no la razón. Si pretendemos ser constructivos, la segunda es nuestra única opción.

Saldremos ganando si usamos frases como: «Venga, cariño, que los papás estamos contentos porque lo sabes hacer muy bien», y, en caso de percibir un desánimo en la criatura o en el preciso momento que inicia una mala conducta: «Ahora te estás equivocando, es mejor que lo hagas como tú sabes» o «Si te portas bien, tendremos tiempo de explicarte un cuento o de ver un ratito la tele todos juntos».

¿Y si la actitud negativa persiste? Pues siempre es más efectivo seguir reforzando con palabras de ánimo y anunciándole lo que le garantizará su mejora de comportamiento, que reñirle. Es mucho mejor continuar abonados a las actitudes positivas, por mucho que nos cueste y estemos al borde de un ataque de nervios. Se construye mucho más sirviéndose de una palabra amable y, sólo con pronunciarla, podemos calmar el ambiente. Además, también para padres y educadores es mucho más terapéutico: después de una riña, siempre nos quedamos en un estado de alteración interior. ¿No es mejor para todos procurar evitarlo?

Llegados a este punto, es bueno que tengamos bien claros los términos *premio* y *castigo*, así como sus desencadenantes. ¿Adónde nos llevan un camino u otro?

Los premios

Es bueno utilizarlos como incentivo cuando se inicia el aprendizaje de una conducta nueva que, lo sabemos de entrada, puede resultar difícil. Pero ¡atención, padres!: es esencial saber delimitar la línea justa, el punto de equilibrio, que nos permita lograr el resultado pretendido sin que termine siendo contraproducente. *No es nuestro propósito educar al niño pidiéndole siempre esfuerzos a cambio de un premio.*

Además, la recompensa tiene que adecuarse a la actitud solicitada, no puede ser exagerada. Y, sobre todo, recordemos que nunca hay que asociar premio con chantaje. Si se establece una buena metodología, un premio no tiene que interpretarse como un chantaje.

Hay recompensas o premios de dos clases, afectivos y materiales, y conviene usarlos en proporción con la conducta exigida y los resultados obtenidos.

Premios afectivos

Entre los premios afectivos están desde dar un beso o un abrazo al niño hasta explicarle o leerle un cuento, cantarle una canción, proponerle que haga un dibujo o hacérselo nosotros mismos, darle una voltereta, pintarle la nariz de payaso o dejarle disfrazarse. En resumen, se incentiva mediante un aporte extra de afectividad.

Estos premios afectivos no fomentan el consumismo, aproximan humanamente al adulto y al niño, y refuerzan valores positivos como la capacidad de divertirse con poca cosa, de crear o de abrazarse y acariciarse. Por lo general, gustan mucho a los niños más pequeños. Y si se anuncian amablemente y en el momento oportuno, jamás cuando ya se han perdido los estribos, suelen funcionar muy bien y no es necesario acudir a otro tipo de refuerzos.

Premios materiales

Por todos es sabido que hay padres que compran todo lo que les piden sus hijos con tal de ahorrarse berrinches y malas caras cuando han de afrontar una situación concreta que se prevé problemática. Por ejemplo, un encuentro familiar o las compras del sábado por la mañana en un gran centro comercial.

También se da el caso de padres que son de por sí compradores compulsivos y que extrapolan esta «desviación» a sus hijos, entre otras cosas porque así se sienten en paz consigo mismos. Le compran cosas al niño porque les apetece, sin reflexión previa o a posteriori.

El premio material ha de ser más sencillo. Una compra que podemos anunciarle al niño, «si comes bien», es un objeto que los padres ya tenían pensado adquirir, pero que ahora presentarán envuelto como un regalo, por ejemplo, un platito con dibujitos. Esta idea tan simple, que ahora os he presentado aplicada al aprendizaje que nos ocupa, nos sirve para cualquier capítulo de la educación básica de los pequeños.

Una cuestión muy importante: *la iniciativa del premio tiene que salir siempre de los padres, nunca del niño.* Recordemos que somos los padres los que incitamos y recompensamos la buena conducta, y no los niños los que motivan a sus padres anunciándoles que se acabarán el plato si luego les leen un cuento o les compran lo que pidan. No nos dejemos tomar el pelo. Hay que saber mantenerse, de nuevo, bien firme y que el niño no aproveche el despiste para confundirse... y confundirnos. Los padres, y sólo ellos, fijan los incentivos.

Ahora bien, el equilibrio tan necesario del que hablábamos antes también pasa por descartar el procedimiento de la recompensa en algunas ocasiones. De lo contrario, podemos terminar creando «pequeños adictos» a los premios, sobre todo materiales. Con el peligro adicional de que los padres, el día que no le lleven obsequio alguno a sus hijos, se sentirán culpables y temerán la reacción de los pequeños.

Hay que controlar bien de qué manera y en qué proporción se recompensa a los niños, en especial a los mayores. No hay que permitirles que exijan cuanto quieran y cuando quieran: la propuesta de premio parte de los padres, y a ellos como máximo podemos aceptarles que nos sugieran un regalo, jamás que nos lo impongan. En cuanto a los más pequeños, es preferible recompensarles con premios afectivos o de poco valor material, anunciándoles su consecución siempre a corto plazo. No sería apropiado que a un niño pequeñito le dijéramos: «Muy bien, el mes que viene te compraré un osito».

Durante el proceso de aprendizaje de comer, de forma excepcional pueden introducirse algunos incentivos que ayuden a canalizar el «buen recibimiento» de un alimento nuevo o de difícil digestión.

A veces es cuestión de ponerle un poco de imaginación. Cosas simples pero originales pueden despertar más el interés del menor que cualquier juguete caro vistoso que podamos mostrarle o regalarle. Un juego muy sencillo que podemos proponerle mientras come es, a medida que va tragando más o menos bien, ir enganchando en la orilla del plato pegatinas de colores. No nos preocupemos de qué pasará con ellas; suelen saltar cuando se lava el plato. Pero, entretanto, ir avanzando en esa especie de puzzle que estamos creando en forma circular puede suponer un incentivo para que el pequeño siga masticando bien, además de proporcionarle una gran diversión.

Otro ejemplo: podemos esconder un dibujo debajo del plato que el niño sólo podrá mirar cuando se haya terminado toda la comida.

Son estrategias fáciles de poner en práctica y muy útiles. Pero, como siempre, no se trata de que el menor exija este tipo de juegos. Son los padres quienes deciden el momento en que van a utilizarlos.

Castigos y bofetones

Sobre todo en el caso de los niños más pequeños, deberíamos entender el castigo únicamente como la retirada de algún privilegio: por ejemplo, anular una actividad que les resulte divertida. Es decir, en vez de anunciarle algo negativo que le sucederá si no come correctamente, se le niega alguna cosa que sabemos que le apetece. De esta manera, la fórmula que utilizamos para incentivarle no es agresiva. Con la edad, ya aprende a interpretar que, aunque este tipo de acción no conlleve agresividad, es realmente un castigo.

Una bofetada, en cambio, es una reacción instintiva de los padres que *sólo* sirve para que desahoguen su furia. Sin embargo, es absolutamente ineficaz para corregir la conducta inadecuada de un niño. No es objetivo de este libro hablar del derecho de los padres a enfadarse y propinarle un cachete al hijo, tengan o no motivos para hacerlo. Sólo diremos que está demostrado que, antes de recurrir al castigo o al bofetón, es mejor ignorar al niño y hacerle un boicot emocional hasta que interprete por sí solo que se le está pidiendo algo muy simple: que cambie de actitud si quiere que le presten atención.

En cambio, este libro sí tiene el propósito de incidir en la seguridad y el afecto que es imprescindible que comuniquen los padres y los cuidadores a los niños. Las pautas de conducta y los hábitos que configuran acciones de la educación del menor se consolidarán mejor y más fácilmente si van acompañadas de estos dos cojines que son la seguridad y la afectividad.

Más de un padre y una madre estará pensando en este momento que es muy fácil hablar de no hacer ni caso de las conductas negativas, pero que a su retoño no le pillas ni una de buena y que, si siguieran este consejo, tendrían que ignorarle las veinticuatro horas del día. Que están cansados de fracasar cada vez que intentan adiestrarle en las buenas conductas.

Pero, creedme, es imposible que un niño se porte mal hasta el infinito. Cualquier criatura, por traviesa que sea, siempre tendrá un gesto amable, hará alguna cosita buena a lo largo del día, por muy inapreciable que nos resulte, que podremos reforzar positivamente. En el peor de los casos, hay que ser paciente y no querer avanzar muy rápido. Procuraremos bajar el listón bien abajo, si conviene, para saber reconocer ese detalle, ese mínimo cambio de actitud, que merece un halago nuestro. Es como hacer reír a un niño muy enfadado. Primero le arrancamos un leve movimiento de labios en el que apenas asoma una sonrisa y, si persistimos con paciencia, lograremos que luego sonría ampliamente y al final estalle en carcajadas. Vamos preparando el terreno para que se sienta cómodo, que entienda que así es mucho mejor. Pues con sus buenas acciones sucede algo parecido.

En el camino de la enseñanza deberemos aceptar que, cuanto más difícil lo ponga el niño, más paciencia tendrán que demostrar sus padres, porque las mejoras llegarán lentamente y en pequeñas porciones.

- *Refuerzo positivo*. Para que un niño coma bien, primero hay que motivarlo. Las palabras de ánimo, los elogios, las felicitaciones siempre nos darán mejor resultado que las malas caras o una regañina.

- *Premio*. Sea un aporte extra de afectividad o un objeto material, las recompensas pueden ser un aliciente siempre y cuando no se abuse de ellas. Algo muy importante: son los padres quienes deciden cuál será el premio, no los niños quienes lo imponen.

- *Castigo*. No es recomendable en el caso de los niños más pequeños y siempre hay que «vestirlo» de manera constructiva: en vez de amenazarle, hay que negar al niño algo que le gustaría. Y siempre hay que rehuir de los castigos corporales (el cachete o bofetón). Alcanzaremos mejor nuestro objetivo con paciencia y mucho afecto.

4

Sí, a comer se aprende

Hemos visto hasta ahora que podemos enseñar a adquirir unas conductas a nuestros hijos y cuáles son las mejores maneras para hacerlo. Pero ¿cómo hago yo para que mi niño aprenda a comer bien? ¿Es posible enseñárselo?, os estaréis preguntando.

La respuesta es sí. Recordemos que comer es una necesidad básica, pero comer bien es un hábito que se inculca y que se aprende. ¿Y qué es un hábito? Pues simplemente es una conducta aprendida, una buena costumbre que, a fuerza de repetirla, podemos enseñar y es posible aprender. La creación de hábitos —sea comer o dormir bien, lavarse las manos antes de las comidas o los dientes inmediatamente después, hacer pipí o saber agradecer las cosas— es el pilar donde sustentaremos ese edificio que es la educación de nuestros hijos.

Enseñar a comer bien a un niño es tan fácil —o tan difícil— como iniciarlo en cualquier otro aprendizaje, sea leer, escribir o ir en bicicleta. Sin embargo, para que aprenda lo fácil que es comer, es básico que los padres estén convencidos de ello. *Ser un buen ejemplo para el pequeño, ofrecerle pautas claras y concretas de lo que le estamos pidiendo que haga, transmitirle en todo momento confianza y seguridad, y mostrarle afecto durante todo el proceso de aprendizaje son requisitos básicos de la actitud de los padres.*

Hay dos terrenos a cubrir en el aprendizaje correcto de comer bien:

1. *Las formas*: la actitud del niño ante la comida, el comportamiento que adopte ante el plato, el ritmo que mantiene y el aseo durante todo el proceso.
2. *El fondo*: que aprenda a valorar los distintos alimentos y la variedad de los sabores, que llegue a disfrutar de ese momento de la comida. En definitiva, queremos ir más allá de su simple alimentación, como si estuviéramos formando a un futuro *gourmet*.

Ambas, forma y fondo del arte del buen comer, se pueden enseñar, reeducar o extinguir, según las pautas que marquen los padres o los adultos que estén al cuidado de los niños. Y además de las pautas, nos ayudarán el sentido común, la perseverancia, saber transmitir confianza en que se lograrán los objetivos y reconociendo los logros conseguidos, más una buena dosis de buen humor, dedicación y tiempo.

Una cuestión importante que los padres deben tener presente es no confundir comer poco con comer mal. Hay niños que son de poco apetito, y la insistencia de sus padres para que ingieran mayor cantidad de alimentos es exagerada e innecesaria. Si hay hambre, ningún niño deja de comer. Pero lo hará según sus necesidades. Y ésas suele estipularlas el pediatra. ¿Os acordáis del caso del pequeño Pol que os contábamos al principio del libro?

Sin embargo, además de hambre, el niño necesita estímulos para comer a gusto. Imaginad una criatura de dos años a la que su madre plantifica un plato de pescado delante. Sin pronunciar palabra, ella pincha un pellizco con el tenedor y lo dirige a la boca del pequeño. El niño, a no ser que lleve tres días sin probar bocado, seguramente no se sentirá atraído por el pescado y mucho menos estimulado para empezar a comer. Su primera reacción será negativa: asimila que se le está forzando, obligando, imponiendo, y se negará a abrir la boca. Y por lo general eso desemboca en una reacción negativa por parte del adulto. Saltan los nervios y al final pueden escaparse unos gritos o, incluso, algún cachete. La situación se ha salido de madre y es casi como una bola de nieve, que empieza a rodar montaña abajo y cada vez se hace más grande.

¡Ah, y el pobre pescado también recibe! El niño le coge manía. A partir de ahora, para él será un plato nada atractivo que asociará con una situación difícil: una batalla campal con su madre.

Si a todo esto añadimos la tendencia innata de los niños a llamar la atención, es posible que asocie esta situación conflictiva (negarse a comer un alimento) con el momento que él aprovecha para imponer su voluntad con gritos, lagrimones y pataletas, o tratándolo todo como si fuera un juego e intentando distraer y modificar la situación pidiendo un juguete o que le pongan la televisión.

Cuando la criatura genera una serie de malas conductas ante las comidas, entonces tenemos un problema que resolver. Hay que marcar unas pautas, crear un hábito y enseñarle o reconducirlo. Y nuestro objetivo con el método que proponemos consistirá en seducir y conquistar para conseguir que el niño se sienta enriquecido y favorecido con la comida. Y satisfecho por haber sido capaz de asimilar también la lección y haber aprendido la mejor manera de llevar bien el ritual de comer bien.

Factores para construir el hábito de comer

El primer pilar es construir el hábito de comer bien. Como os decía antes, un hábito es una costumbre que se adquiere a fuerza de repetir siempre las mismas acciones, hasta que han sido bien asimiladas.

Hay dos factores que intervienen en la construcción de un hábito en un niño. Por un lado, la presencia de una serie de objetos que van siempre asociados al hábito que estamos enseñando. Por el otro lado, la actitud de los padres durante el proceso de transmisión de ese hábito. Ambos factores son igualmente esenciales en el proceso de aprendizaje de un hábito, sea el de dormir o, como se trata en este libro, el de comer.

Primer factor: asociar unos objetos al hábito

En el caso del hábito de comer, en realidad estos objetos son intrínsecos al proceso. Forman parte de un ritual que tendremos que poner en práctica desde la primera vez que vayamos a enseñar a comer al niño (por lo general, a los siete meses).

Cuando se acerca la hora de la comida, se inician los preparativos, que siempre tienen que ser los mismos y con los mismos objetos:

- Sentamos al niño en su **sillita**.
- Le colocamos el **babero**.
- Le ponemos delante un **vaso**, un **plato** con la papilla y su **cubierto**.

Sillita, babero, vaso, plato y cubierto. A partir de ahora, y hasta que termine de comer, estos objetos acompañan al niño y en ninguna circunstancia los padres pueden retirárselos.

Si día a día, semana a semana, repetimos el mismo proceso, el mismo ritual, el niño acabará asociando espontáneamente ese grupo de objetos con el acto de comer. Al cabo de un tiempo, simplemente viendo su plato sabrá que ha llegado la hora de la comida.

La repetición de la asociación de objetos (sillita, babero, vaso, plato y cubierto) con el hábito que queremos enseñar (comer) da confianza al niño. Y de la confianza se puede pasar a la seguridad, que es la base para aprender un hábito correctamente.

Segundo factor: la actitud de los padres durante la transmisión del hábito

Una actitud serena, segura y relajada es la mejor herramienta con la que pueden contar los padres para enseñar un hábito, cualquiera, a sus hijos.

Recordad que un niño siempre capta lo que los adultos le transmiten y reproduce las actitudes de sus padres desde los primeros días de su vida. Desde que nace, percibe el estado de ánimo de quienes le rodean: buen humor, tristeza, alegría, enfado, preocupación, nervios, confianza o seguridad. Y aunque, cuando es muy pequeño, no tiene la habilidad de interpretar todas estas emociones, igualmente está recibiéndolas. Si capta inseguridad en sus padres, no aprenderá lo que ellos intentan enseñarle.

En nuestro entorno cultural, todo el mundo se sienta en una silla, toma la sopa en un plato y con la ayuda de una cuchara, y utiliza una servilleta para limpiarse. Si el niño percibe de sus padres que ésta es la forma correcta de comer, si se da cuenta de que se sienten seguros con esta rutina y que no tienen ninguna duda al respecto, lo acepta con naturalidad.

¿Qué pasa si nos mostramos inseguros, cambiamos de idea, dudamos de nosotros mismos? ¿O si un día le colocamos al niño una camiseta de manga larga anudada al cuello en lugar del babero habitual? ¿O le ponemos delante una enorme ensaladera en vez de su bol de todos los días? ¿O si en lugar de sentarlo en su sillita, lo sacamos a la escalera y nos sentamos con él en un peldaño, a media luz?

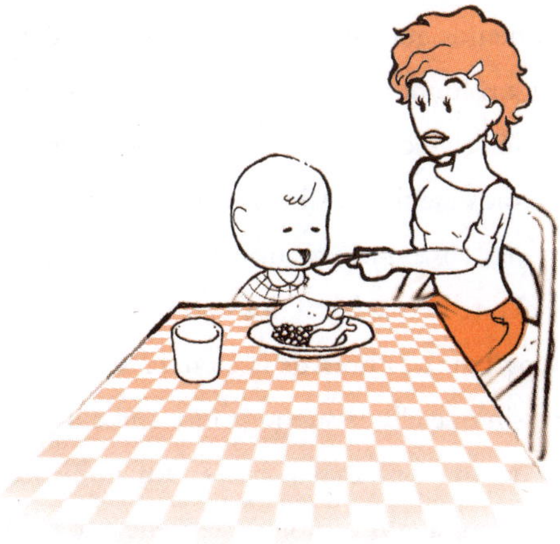

Mesa, vaso, plato, cubierto y una actitud tranquila.

Pasa que rompemos el ritual, la regularidad y el marco de confianza que son la base para crear e inculcar un hábito, en este caso el de comer bien. Cuando estamos enseñándolo, no es el momento de ir haciendo variaciones. Los padres han de transmitir la seguridad necesaria, con la repetición de siempre las mismas acciones, para que el niño entienda que comer lo que le han puesto en el plato y en el sitio adecuado es algo sencillísimo y lo más natural del mundo.

Es muy probable que el primer día (¡y el segundo, y el tercero!) el niño meta la mano en el plato o escupa la cucharada de papilla que acabamos de darle. Eso no debe preocuparnos, ni alterarnos ni hacernos dudar y cambiar de procedimiento. El niño está aprendiendo, y eso le llevará un tiempo. Nosotros, los padres, sabemos que estamos actuando correctamente. Él es quien se equivoca y nosotros quienes le enseñamos cómo hacerlo bien.

Y como sabemos que estamos actuando correctamente, y no albergamos ninguna duda al respecto, el día siguiente volveremos a repetir la operación siguiendo el mismo ritual y con los objetos con los cuales queremos asociarlo: sillita, babero, plato y cubierto. La continuidad de las cosas bien hechas es en lo que se fija el niño. Como además repite lo que hacen los mayores, una vez aprendido que este ritual precede a la hora de la comida, será capaz de seguir todos los pasos sin que ello le suponga un conflicto. Sobre todo si ve que se hace de una forma relajada y en un ambiente sosegado.

Si introducimos algún cambio, éste tiene que estar justificado. Hay que tener claro que es la excepción y no la norma. Por ejemplo, imaginemos que nos hemos ido con la familia a comer a un restaurante o estamos visitando a unos amigos, y llega la hora de comer del pequeño. Improvisaremos una situación lo más parecida posible a la que solemos prepararle en casa, aunque por esta vez le demos de comer, por ejemplo, en el cochecito.

Aunque parezca exagerado, hay padres que lo prueban todo con tal de intentar motivar a su hijo para que coma. Acaban no sabiendo a qué animalillo imitar, qué voz copiar o con qué gracias hacer reír al pequeño ¡para que abra la boca de una vez por todas!

Pero el niño, ante el espectáculo, probablemente no verá más que eso, espectáculo. Y será como haber corrido un tupido velo sobre nuestra primera y única intención de que el niño aprenda a comer bien, sereno y tranquilo. Sin darnos cuenta, nuestras pantomimas habrán distorsionado del todo el camino para lograr nuestro objetivo. Y sencillamente por una razón. El niño ha perdido una actitud de referencia clara, segura y relajada por parte de

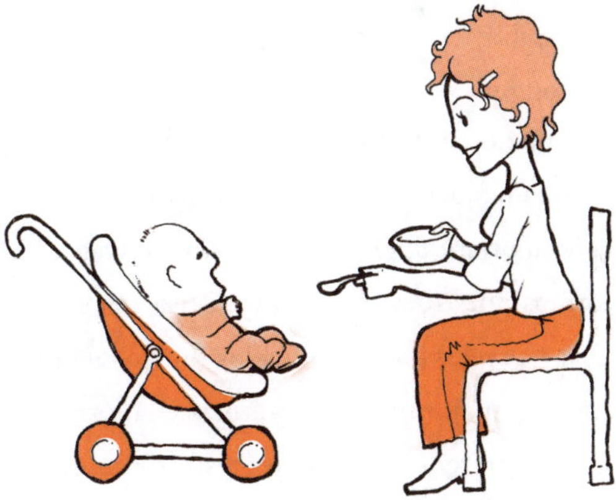

Dar de comer en el cochecito es una excepción
que utilizaremos sólo en ocasiones especiales.

sus padres o cuidadores. Y sin esta referencia, la criatura andará perdida. Es muy pequeña y necesita pautas muy claras y pocas distracciones. Esta claridad es el reflejo de la seguridad y la confianza que tienen en sí mismos los padres y cuidadores, y que se trasluce en su actitud, en sus gestos y en su voz.

Aquí conviene recordar que el tono de voz de los padres es algo que reconocen muy fácilmente los niños. Si nuestra voz es melódica y nuestro tono cariñoso, de afecto, se le escapará una sonrisa aunque le estemos llamando gordito o mocoso. Pero si en nuestro tono hay una sombra de agresividad, de enojo o de desespero, por mucho que le estemos diciendo que es una ricura o el más guapo del mundo, el niño captará nuestro estado de ánimo real y puede acabar llorando.

Nuestra voz ha de ser reflejo del estado de ánimo necesario para inculcar bien un hábito: serena, tranquila y relajada.

Los horarios

El cuerpo humano lleva incorporado un reloj biológico que es el que marca la pauta de las necesidades primarias de la persona, entre ellas, la de aportarle alimentos a nuestro estómago. Cuanto mejor conozcamos nuestro organismo y cuanto antes aprendamos a adaptarnos a este reloj biológico, mejor funcionará nuestro cuerpo. Comeremos mejor, nos cundirá más el aporte calórico que ingerimos, disfrutaremos mejor del resto de nuestro tiempo y nuestra salud se beneficiará muchísimo.

Al mismo tiempo, mantener unos horarios más o menos fijos contribuirá a que logremos un hábito correcto de comer. Establecer un orden y fijar ciertos horarios para las comidas no significa, tampoco, que tengamos que ser absolutamente rígidos con ellos. Siempre hay que tener la posibilidad de un ligero margen de maniobra. Pero la ausencia de una pauta de horarios es la causa de muchos malos hábitos, tanto de comida, como de sueño, como en cuanto al bienestar general de la criatura.

Cuando los padres educan a comer bien a sus hijos, en el fondo no están inculcándoles una disciplina —como podría ser hacer los deberes o recoger los juguetes—, sino llevando a cabo una acción que obedece a la necesidad biológica de alimentarse. Para ello, la única premisa que impone el mismo cuerpo es tener hambre. Y los padres tienen que comprender en primer lugar que esa necesidad sus hijos no la sienten igual que ellos ni en cuanto a cantidad ni en cuanto a horarios. Las actividades que realizan los adultos, así como las reservas que tienen en su cuerpo, no tienen nada que ver con las del organismo de los pequeños.

No entraremos a discutir el tema de las cantidades o el tipo de alimentos preferibles para un niño a tal o cual edad. Ésa es tarea del pediatra. Aquí se trata de aprender, padres e hijos, a ejecutar bien el ritmo de las comidas. Y cuando empecemos, lo que nos guiará en esta empresa de coordinar los horarios será la sensación de hambre que muestre el niño.

Hemos de tener en cuenta que, si no tiene hambre, nos costará más sentarlo a comer y lograr que siga el proceso. Asimismo, no podemos pretender que genere esa sensación de hambre si no dejamos que transcurra un tiempo lógico entre las comidas. Y recordemos que, cuando lo necesita, un niño siempre sabe reclamar comida.

- *Los horarios hasta los seis meses.* Conviene seguir las indicaciones del pediatra, tanto si la alimentación del bebé se realiza con leche materna como artificial. Es importante que la madre no utilice el pecho como si fuera un chupete y, a la mínima que el bebé llore, calmarlo dándole de mamar. La madre, sobre todo, debe aprender a reservar la asociación del pecho con la única función de alimentar a su pequeño. Y que el bebé succione cuando se le acerca el pecho no quiere decir que tenga hambre; la succión es un reflejo, es decir, un acto instintivo que, además, le sirve al niño para comer.

- *Los horarios a partir de los seis meses.* Una vez alcanzado el medio año de edad, los niños ya tienen configurada una pauta de sus ritmos biológicos. El bebé ya está preparado para dormir once o doce horas seguidas durante la noche y no precisa alimentarse durante ese tiempo. A partir de ahora, los horarios de comida recomendados se ajustarán a los aspectos culturales de cada país.

En los países mediterráneos, donde es costumbre cenar tarde, una propuesta aceptable de horarios para la alimentación del niño sería ésta: desayuno, a las ocho de la mañana; comida, a las doce del mediodía; merienda, a las cuatro de la tarde, y cena, a las ocho.

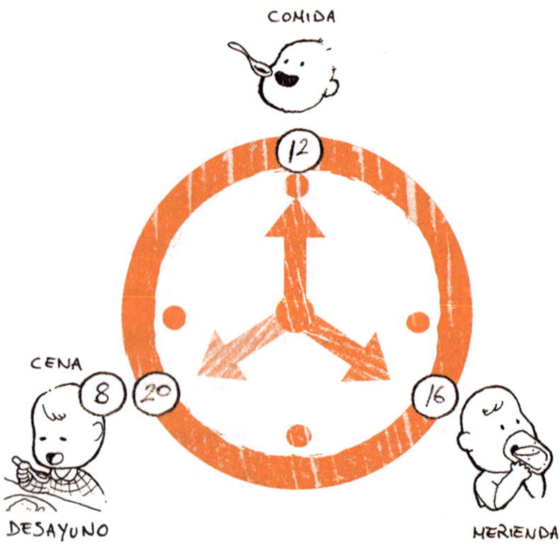

Los horarios de las comidas del niño.

El intervalo entre comidas es de cuatro horas, que es el tiempo considerado suficiente para que el niño llegue a la siguiente comida con la sensación de tener hambre. Y es que es esto, tener hambre, lo que se necesita en primer lugar para que el niño desee comer.

Incluso en la etapa de lactancia, a partir de los seis meses es conveniente empezar a marcar un ritmo para que el bebé asocie desayuno con la mañana, comida con mediodía, merienda con la tarde y cena con la noche.

Qué hacer y qué no

Antes de cerrar este capítulo y entrar en el siguiente, donde os expondré el método para enseñar a comer bien a vuestros hijos, debemos tener en cuenta una serie de premisas básicas.

En primer lugar, y es lo más importante, hay que descartar que el niño no sufra algún trastorno alimentario o de salud, y para ello es necesario acudir al pediatra. Las alteraciones más habituales pueden ser de tipo físico, como, por ejemplo, las disfunciones del aparato digestivo (reflujo esofágico, vómitos, estreñimientos, diarrea, etcétera), o de tipo psicológico, como la anorexia, la ausencia de deglución/masticación, las ingestas aberrantes, la bulimia o el deseo de beber agua constantemente.

Sólo cuando se haya descartado cualquier anomalía en el correcto funcionamiento orgánico del niño se puede iniciar el método para enseñarle a comer.

Seis reglas de oro que han de recordar los padres

1. *Ningún niño se muere de hambre si tiene comida a su alcance.* Para comer, lo único que se necesita es tener hambre. Con esto no pretendo deciros que, si lleváis al niño al límite de la inanición, tendréis un método infalible. De ninguna de las maneras. Lo que hay que entender es que el cuerpo del niño juega a nuestro favor, porque le envía la señal de que tiene hambre. Un niño sin problemas fisiológicos siempre termina comiendo. Pensemos que en África son los niños quienes persiguen a sus madres para que les den de comer.
2. *Los niños pueden comer de todo.* Si dejamos de lado aquellos casos en que el pediatra ha constatado una intolerancia o rechazo a un alimento concreto (por ejemplo, al gluten), ningún estudio científico ha demostrado que los niños no pueden probar ciertos alimentos. Otra cosa muy distinta son las preferencias que puedan tener por unos u otros. Bueno, al fin y al cabo son personas, pequeñitas pero personas.
3. *Preferencias no quiere decir exclusividad.* Estas preferencias pueden reafirmarse a medida que el niño crece, pero eso no ha de desplazar de su menú otros alimentos necesarios para su desarrollo. Saber comer de todo es importante para tener una vida saludable.
4. *Adiós al «de tal palo, tal astilla».* «Pero si a mí eso tampoco me gusta», le oiréis decir a algún adulto. Aquí esta afir-

mación no nos sirve. Que uno de los padres coma mal, no ha de ser pretexto para justificar o inculcar unos malos hábitos de alimentación al niño. Aunque a ninguno de los padres les gusten las verduras, ello no significa que su hijo haya recibido en herencia genética una predisposición a rechazar judías, acelgas, espinacas o coliflor. Otra cosa muy distinta es que, por fobia personal, esos padres no incluyan las verduras en la dieta familiar. Algo totalmente erróneo y contrario al método de la buena educación gastronómica de los niños.

5. *Establecer una rutina y un ritual es la primera batalla ganada*. La conquista de la boca y el estómago del niño no se lidiará por toda la casa. El escenario de la «batalla campal», sobre todo si queremos que deje de serlo, será un espacio concreto, agradable, tranquilo y siempre el mismo. Adquirir esa disciplina será ya un gran avance en nuestra meta aspirada del hábito de comer bien.
6. *Las conquistas pequeñas son las más duraderas*. Nuestra peculiar cruzada la ganaremos con conquistas pequeñas. «Despacito y buena letra», nos decían cuando nos empezaron a enseñar a escribir. Pues con la comida es lo mismo: obtendremos mejores resultados si empezamos con cantidades y objetivos pequeños.

Seis cosas que nunca hay que hacer

1. Tener en mente ideas preconcebidas de la cantidad de comida que queremos que ingiera el niño, ni obligarle a que se la coma a toda costa.
2. Si no ha comido cuando le tocaba, ir probando a darle a otra hora, a ver si le apetece más. No es cierto que cualquier momento sea bueno para comer.
3. Permitirle que se hinche entre horas con bollería, patatas o chuches, justificándonos con que así, como mínimo, tendrá algo en el estómago.
4. Ir cambiando continuamente de alimentos para «encontrar» lo que le gusta al niño.
5. Enmascarar los alimentos con otros sabores, tratando de adaptarlos al gusto del pequeño.
6. Obsesionarse con el tema. El niño capta lo que el adulto le transmite, aunque éste no lo verbalice. La ansiedad de los padres repercute en los niños y, por lo tanto, en la actitud de éstos.

- Un hábito es una conducta que se aprende a fuerza de repetirla.
- Para construir un hábito correcto de comer, son fundamentales los objetos asociados (sillita, babero, vaso, plato y cubierto) y la actitud serena y confiada de los padres.
- Establecer unos horarios para las comidas contribuirá a fijar un hábito correcto de comer.

Y antes de empezar el método…

- Seis reglas que hay que recordar:
  - Ningún niño se muere de hambre si tiene comida a su alcance.
  - Los niños pueden comer de todo.
  - Preferencias no quiere decir exclusividad.
  - Los niños no tienen por qué tener los mismos gustos que los padres.
  - Establecer una rutina y un ritual es la primera batalla ganada.
  - Las conquistas pequeñas son las más duraderas.
- Lo que no se debe hacer nunca:
  - Tener ideas preconcebidas de la cantidad de comida que debe comer.
  - Si no ha comido, ir probando en otros momentos.
  - Dejar que coma entre horas.
  - Cambiar de alimentos hasta «encontrar» el que le guste.
  - Enmascarar los alimentos con otros sabores.
  - Obsesionarse con el tema.

5

Manos a la obra

Sillita, babero, vaso, plato y cubierto, que aparecen siempre a la misma hora. En el capítulo anterior hemos visto que estos objetos, siempre los mismos, sirven al niño para reconocer que ha llegado… ¡la hora de comer!

Pero no podemos ponerle a comer en el primer lugar de la casa que se nos ocurra. Hay que proporcionarle un ambiente sereno y que le ayude a concentrarse en la tarea que va a acometer. Así que también hemos de escoger el que será el «comedor» del niño.

Es algo que deciden los padres o los cuidadores, jamás el pequeño. El adulto es quien elige el lugar donde el niño aprenderá a comer y, en la medida de lo posible, tiene que procurar que todos los días ese sitio sea el mismo. Un espacio en la cocina, si es suficientemente amplia, o la mesa del comedor son lugares óptimos para iniciar el aprendizaje.

En cambio, *es incorrecto* intentar enseñarle el hábito de comer sentado en el sofá mientras mira la televisión; en el cochecito, para así poder mecerle si tiene un berrinche; en brazos, para tenerlo bien preso si se rebela contra la cuchara, o sentado en el regazo de uno de sus padres, bien controlado, mientras el otro juega a imitar un avión con la cuchara cargada de comida. Son situaciones inadecuadas, y eso influye negativamente cuando estamos intentando construir un hábito.

En nuestro objetivo de crear un marco agradable para comer, también entra en juego hacer que al niño le resulten atractivos todos los elementos que irá asociando con la comida. En primer lugar, montaremos la mesa. Pondremos el mantel, acercaremos su sillita y luego colocaremos el plato, el vaso y los cubiertos. Procuraremos que todo esté limpio, sea práctico, y que tenga dibujos y colores que llamen la atención del niño. Esas imágenes y colores pueden ser un recurso útil, que podemos combinar con una historia relacionada con la acción de comer que está aprendiendo, que lo motive para concentrarse en ella y abrir la boca y masticar correctamente.

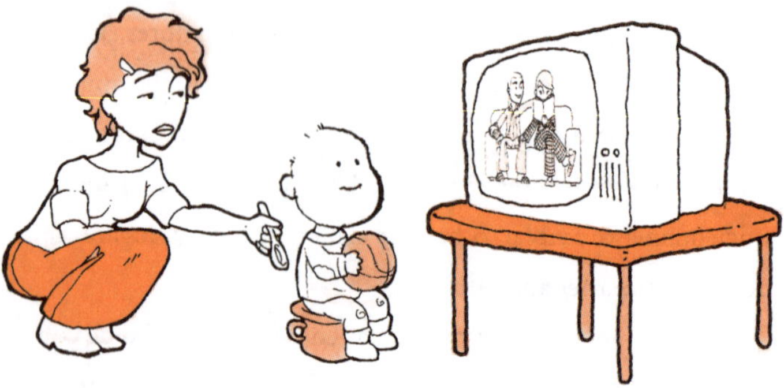

El niño no puede escoger el sitio donde quiere comer.

En este ambiente sereno, relajado y atractivo que estamos preparándole no tienen lugar, en cambio, un televisor encendido o una serie de juguetes desparramados alrededor del plato. Esto sólo le distraerá de lo que ahora tiene entre manos.

Es bueno utilizar la misma creatividad que ponemos en el entorno de la comida para componer el plato. La presentación de los alimentos puede jugar a favor o en contra nuestro, no sólo para que el niño los coma, sino también para que sienta deseos de comerlos. Que le abran el apetito. Los colores mismos de la comida pueden servirnos para explicarle historias, para plantearle un juego o para relacionarlos con otras cosas de su, todavía, pequeño mundo.

Un último recordatorio: vale más calidad que cantidad. La abundancia de comida en el plato, además de representar una amenaza para el niño, puede ser absurda ya que sólo contribuirá a un mayor rechazo del acto de comer.

Reglas mientras se aplica el método

Ya tenemos escogido el «comedor» del niño, que es el lugar que nos parece más idóneo para que él aprenda a comer y para que nosotros podamos maniobrar con comodidad. Ahora entran una serie de elementos en juego.

- *Mejor, un solo conductor*. Lo más conveniente a la hora de enseñar a comer al niño es que se encargue de ello una sola persona. Pueden ser la madre, el padre, la abuela o la canguro, pero sólo uno de ellos cada vez. Y si no puede ser siempre la misma persona quien «conduzca» al niño en la formación de este hábito, al menos entre quienes se ocupen deberán guardar una coherencia en el método de aprendizaje. Así, el niño no perderá seguridad.

Cuando el niño está comiendo y empieza a aparecer gente a su alrededor, cada cual aplicando su sistema, todos intentando que ría, hable o mire un juguete concreto, y tal vez uno lo sostiene en brazos mientras otro intenta acertar en la boquita del pequeño una cucharada de comida, lo único que se consigue es marearlo bastante y, al final, ni sabrá si están intentando enseñarle a comer o le han metido en una atracción de feria.

- *Estimulación positiva antes de empezar*. Forma parte de la preparación. Es algo tan simple como predisponerle a nuestro favor, a favor de la acción de comer que va a emprender ahora. Si le anunciamos al niño lo buena que está la comida que va a tomar, lo seguros que estamos de que va a comérsela muy bien, porque lo hará como un chico mayor, le estamos facilitando el camino mucho más que si le plantificamos el plato delante sin decir nada o si en nuestras palabras dejamos entrever una obligación o una amenaza, como: «Venga, ahora a comer sin rechistar» o «Tienes que comértelo todo, o si no me enfadaré».

- *Comer como todos.* Una manera de demostrarle al niño lo normal, lo corriente que es este hábito que está aprendiendo, es darle una cucharada a él y luego el adulto que lo acompaña, sea el padre, la madre o el cuidador, tomar otra.

- *Refuerzo positivo mientras come.* Conviene felicitarle cuando abra la boca, mastique y trague. Con un simple elogio estamos animándole a repetir la acción. Hay que reforzar siempre los actos positivos.

- *Primero la autonomía, luego ya nos preocuparemos por echar detergente.* Cuando el niño empieza a utilizar los cubiertos, hay que permitirle al máximo que ejercite la acción de llevarse por sí solo la comida a la boca. No es el momento de preocuparse por si la comida cae sobre el mantel y deja manchas. Ya las limpiaremos después. Si le retiramos los cubiertos, podemos crear un sentimiento de culpabilidad en el niño y distorsionar el proceso, porque pensará que lo está haciendo fatal. Para evitarlo, le animaremos a que coma por sí solo, le diremos que lo está haciendo muy bien y que sabemos que, como está aprendiendo, cada vez lo hará mejor.

- *Potenciar la comunicación.* Mientras el niño come, y además de nuestros elogios cuando hace algo bien, es bueno que le hablemos e incluso le preguntemos por cosas. Lo importante es que él se sienta tranquilo y relajado, en un ambiente sereno. Además, ir contándole cosas, adaptándolas siempre a su nivel de comprensión, puede sernos útil si empieza a hartarse y se hace necesario distraerle, sin tener que recurrir al televisor o a comenzar a traer juguetes.

- *Llega el remate, y más refuerzo positivo.* Cuando el niño termina de comer, volveremos a animarle y felicitarle por lo que ha realizado, para que se sienta contento y feliz de su comportamiento. Desde decirle lo bien que se ha portado hasta anunciarle que lo explicaremos al resto de la familia cuando lleguen, todo sirve para reafirmar positivamente en él este nuevo hábito que está aprendiendo.

- *Sólo cuando haya comido dar paso a la siguiente actividad.* Únicamente cuando se dé por finalizada la comida se permitirá al niño abandonar la silla. Entonces el pequeño podrá decidir si quiere ir a jugar, a descansar un rato o a realizar cualquier otra actividad.

El método

Este método puede utilizarse en cualquier edad del niño a partir de los seis meses, es decir, desde que empieza a tomar sus primeras papillas. Aquí os presentaré un caso práctico donde describiré las pautas para lograr que el niño interiorice un hábito correcto de comer en, aproximadamente, una semana. Podemos empezar a aplicarlo en cualquier momento del día, pero aquí lo he iniciado en la comida.

Primer día, la comida

Llegó la hora de comer y nuestra misión, que justo empezamos hoy, es que Juan, que tiene dos añitos, se inicie correctamente en el hábito de comer.

Lo primero que hacemos es sentarlo en su sillita. Frente a él tiene ya preparado el plato con la comida.

Siguiendo las instrucciones del pediatra, papá, mamá o la persona que lo cuida han decidido qué van a darle para comer. Y recordad: no importa quién esté acompañándolo durante la comida y enseñándole a comer, siempre y cuando todos lo hagan de la misma manera.

Ya mientras va sentándole en la sillita, el «conductor» le explica a Juan qué es lo que tiene preparado para comer y le anuncia lo bueno que está. Por ejemplo, hoy mamá le ha hecho un exquisito plato con algunas verduras cortadas a trocitos, media pechuga de pollo y una montañita de arroz. Todo esto cabe en un plato pequeño y será suficiente para calmar su hambre. No es necesario ponerle grandes cantidades. Si os fijáis en la barriguita de Juan, os podréis imaginar el tamaño de su estómago. Es una buena guía para tener idea de la cantidad de alimento que puede ingerir.

Cuando ya tenemos a Juan sentado en su sillita, nos colocamos a su lado para ayudarle a comer todo lo que le hemos preparado. Ahora es cuando pueden pasar dos cosas: que Juan se lo coma todo sin ningún problema (con lo cual, los padres de Juan ya podrían regalar este libro a otros padres a quienes pudiera serles más útil) o puede que, de entrada, rechace el alimento.

Bien, pongámonos en la peor de las dos situaciones: el niño rechaza la comida. ¿Qué hacemos?

En cierto modo, en cuanto nos sentamos al lado de un niño para acompañarle mientras come, debemos hacernos a la idea de que a partir de ese momento nos hemos vuelto sordos y ciegos. Sin abandonar nuestra actitud serena, suave y llena de afecto, llenamos el tenedor o la cuchara y le ayudamos a que lo introduzca bien en la boca. Si el niño rechaza la comida de nuevo, volvemos a intentarlo de nuevo, y sin alarmarnos ni ponernos tensos. Nuestras maneras dulces de reconducir la operación le están diciendo al pequeño que no ha pasado nada, que vamos a probar de nuevo y que todos seguimos tan contentos.

Mantendremos esta actitud durante 3 minutos, aunque el niño escupa y rechace la comida. Y en ningún momento, perderemos la calma.

Pasados los 3 minutos, le retiramos el plato como si hubiera comido perfectamente... aunque no haya probado bocado. Y acto seguido, le limpiamos la boca con el babero, lo sacamos de su sillita y nos comportamos como si realmente la hora de la comida hubiera terminado.

Durante los próximos 3 minutos nos concentramos en otros quehaceres. Insisto: es importantísimo que mantengamos la compostura, como si nada hubiera pasado, como si realmente el niño se hubiera terminado todo el plato. Estos 3 minutos nos servirán para que el niño se «olvide» de la comida y se distraiga.

Después de esos 3 minutos de «olvido», reanudamos el ritual de la comida. Seguimos fingiendo que antes no ha pasado nada. Nuestra actitud es alegre y positiva, sin hacer caso de la actitud previa del niño y, aún más, de lo que pueda él estar deduciendo ahora acerca de nuestro reintento.

Procedemos a repetir los mismos actos. Es decir, le ayudamos a sentarse en la sillita, le colocamos el babero, le ponemos delante el plato y acompañamos ese viaje del tenedor o la cuchara desde el plato hasta su boca. Transmitiendo seguridad siempre y en todo momento. Y calma, y paciencia. Recordad: nosotros somos los buenos maestros y él, el alumno que está aprendiendo a comer. Esta vez dedicaremos 4 minutos a nuestro empeño.

Por supuesto, podemos toparnos con dos posibilidades. Una, que empiece a comer bien, con lo cual se da por finalizada esta práctica hasta la siguiente comida. *No importa que sobrepase el tiempo que teníamos previsto, lo que cuenta es que ya está comiendo con regularidad.*

Pero también puede ocurrir que siga negándose a comer o que abra la boca, sí, pero a regañadientes y sin apenas tragar alimentos. Si es éste el caso, seguiremos intentando ayudarle a comer durante 4 minutos. Y siempre sin perder la sonrisa ni la serenidad.

Pasados los 4 minutos, le retiramos el plato y le sacamos de su sillita como si hubiera comido bien, y nosotros nos ponemos a hacer otras cosas durante los próximos 4 minutos. ¡Como si no hubiera pasado nada!

Y, transcurridos esos 4 minutos de «olvido», reanudamos toda la operación desde el principio, una vez más y como si fuera la primera.

Sí, volvemos a poner el plato en la mesa, le sentamos de nuevo en su sillita y, mientras le colocamos el babero, le decimos «Vamos a comer esto que está tan rico». Y empezamos a ayudarle con el tenedor o la cuchara.

En este tercer intento mantendremos la acción durante 5 minutos. Nuestra actitud seguirá siendo tranquila, sonriente y positiva, aunque por dentro nos esté corroyendo el malestar y estemos hartos y deseosos de que el niño empiece a comer, que interiorice por sí solo lo que queremos que haga. *Es importante que el niño no perciba estas emociones negativas nuestras en ningún momento del proceso de aprendizaje. Si se da cuenta de que su rechazo a la comida llama nuestra atención, nos preocupa o provoca en nosotros un cambio de actitud, ¡estamos perdidos!* Por eso, pase lo que pase, en ningún momento debemos perder esa actitud de confianza y seguridad en lo que estamos haciendo.

Cuando hayan pasado 5 minutos, se da por finalizada la comida. No importa la cantidad que haya comido el niño. Ya no habrá más intentos y tendrá que esperar hasta la siguiente hora, que será su merienda.

Si de verdad no ha comido nada, no tenemos que preocuparnos. El cuerpo está preparado para resistir largos ayunos, y recordad que un niño pasa once o doce horas sin comer durante la noche ¡y no ocurre nada! Hay mucho tiempo por delante hasta que se le agoten los recursos energéticos, y seguro que vuestro hijo no llegará jamás a ese extremo. Si seguís estas directrices al pie de la letra, en una semana el asunto está resuelto.

Eso sí: hasta la hora de la merienda no podremos darle nada de comer, aunque él lo pida desesperadamente. Tenemos que armarnos de paciencia para poder transmitírsela también al pequeño, pues… ¡hasta la hora de la merienda, nada!

Primer día, la merienda

Sobre las 4 de la tarde, llega la hora de merendar. Vuelta a empezar con el ritual. Mamá ha preparado esta vez a Juan unos trocitos de fruta, por ejemplo pera, y dos galletas.

En el mismo lugar donde antes le dio la comida, mamá sienta a Juan en su sillita, le pone delante el plato y, mientras le coloca el babero, le explica qué va a merendar y lo buenísimo que está. Y durante los próximos 3 minutos intenta darle la merienda, con tranquilidad.

¿Qué puede ocurrir esta vez? Que durante los 3 minutos siguientes el niño coma y, pasado ese tiempo o un poquito más, haya dado cuenta de su merienda. Se da por finalizada y ahora habrá que esperar hasta la cena para comprobar si ha asimilado la pauta y la sigue practicando.

Si por el contrario, transcurridos esos 3 minutos, no ha tragado nada o casi nada, le retiramos el plato, lo sacamos de su sillita y nosotros, durante otros 3 minutos, nos dedicaremos a cualquier otra cosa, sin prestar atención al niño. Como si realmente hubiera merendado.

Pasados los 3 minutos, iniciamos de nuevo el proceso. Insisto: con maneras suaves, como si no hubiera ocurrido nada antes. Sentamos al niño en su sillita, le colocamos el babero, le explicamos qué es lo que tiene delante en el plato. Esta vez, dedicaremos 4 minutos a intentar que se «enganche» al hábito de abrir la boca y tragar cada vez que le acercamos la cuchara llena.

Si vemos que se comporta bien, seguiremos dándole de merendar hasta que se lo termine. Si no es así y sigue resistiéndose a tragar cucharada, pues... pasados los 4 minutos recogeremos los trastos, bajaremos al niño de la sillita y nos dedicaremos a otra cosa. Y todo esto, sin perder los nervios.

Ahora esperaremos 4 minutos antes de volver a comenzar con el ritual. Cuando hayan pasado, por tercera y última vez reanudaremos el intento. Siempre con calma y utilizando todos los objetos que queremos que asocie al acto de comer: el niño se sentará en su sillita, llevará el babero y delante de él tendrá su platito, su cuchara y su vaso.

Durante los próximos 5 minutos acercaremos la cuchara con la comida hasta su boca y veremos cómo reacciona. Puede que ahora empiece a comer bien y si, cuando ha pasado el tiempo, aún le queda comida, esperaremos a que se la termine. Pero si no ha querido comer, damos por finalizada la merienda. Hasta la hora de la cena no intentaremos volver a poner en práctica el método.

Nuevamente, es muy importante que en las cuatro horas que faltan para que llegue la cena no se dé nada de comida al niño, aunque monte una pataleta. En cambio, sí que se le dará agua si tiene sed.

Primer día, la cena

Esta noche Juan también tiene preparada una cena exquisita. En su plato puede ver un puré de patata y zanahoria, acompañado de una rodaja de merluza cortada a trocitos. Todo cabe de sobras en un plato pequeño. Es todo lo que el organismo de Juan necesita.

Esta vez es papá quien le acompaña en la hora de la cena. Y él también seguirá los mismos pasos que marca el método.

En primer lugar, coloca todos los objetos que van asociados al inicio del ritual. Pone el plato, el vaso y los cubiertos en la mesa del lugar donde se ha decidido que Juan coma siempre, luego le sienta en su sillita y, mientras le coloca el babero, le explica lo que esta noche le toca para cenar.

Cuando la primera cucharada de comida empieza su recorrido hacia la boca del niño, empezamos a contar nuestros 3 primeros minutos. Si empieza a tragar sin muchas dificultades, seguiremos dándole de comer hasta que se termine el plato. Tanto da que hayamos superado el tiempo establecido.

Pero si empieza a rechazar la comida, cuando hayan pasado 3 minutos le retiraremos el plato, le quitaremos el babero, lo bajaremos de la sillita y nosotros, durante los próximos 3 minutos, nos dedicaremos a otras tareas. Como ya sabemos, actuaremos sin perder la paciencia con el niño, con una actitud segura, la que tendríamos si se hubiera comido toda la cena. Estos 3 minutos serán el período de «olvido» que nos permitirá que el niño se distraiga y se prepare para volver a empezar.

Pasado este tiempo, reiniciamos el proceso. Ya sabemos: sillita, babero y plato delante del pequeño. Volviendo a explicarle qué va a comer e insistiéndole en lo que le va a gustar. Insistiremos durante los próximos 4 minutos. Si el niño empieza a comer, seguiremos dándole la cena cuando haya pasado este rato. Y si persiste en rechazar el alimento, volvemos a hacer una pausa. Esta vez de 4 minutos.

Pasados los 4 minutos de «olvido», durante los cuales nosotros habremos estado haciendo nuestras cosas y comportándonos como si nada hubiera pasado, iniciamos nuestro tercer y último intento.

Actuamos como si fuera la primera vez que lo sentamos a cenar. Volvemos a repetir todos los pasos y le comentamos lo rica que está la comida. Esta vez dedicaremos 5 minutos a probar que coma. Si transcurrido ese tiempo se resiste a abrir la boca y no acepta apenas ninguna cucharada, empieza a llorar y quejarse, le retiraremos el babero, lo bajaremos de la silla y… ¡hasta mañana!

No volveremos a intentar darle de comer hasta el desayuno del día siguiente.

A dos velas

Es muy probable que el primer día que ponemos en práctica nuestro método el niño apenas coma o coma muy poco. No ha de preocuparnos en absoluto. Los niños tienen una capacidad enorme de ganar y perder peso, y corresponde al pediatra controlar las variaciones del mismo, por lo general con intervalos de quince a treinta días. La variación de peso que pueda producirse en un día no tiene ninguna importancia.

Está comprobado que, siguiendo este método, nunca un niño ha perdido peso de forma patológica. Así que es importante no obsesionarnos con este tema y, personalmente, desaconsejo el uso de básculas caseras, que sólo sirven para sobresaltarnos. Hay que confiar en el pediatra, y sólo él debe controlar el peso del pequeño.

Como hemos visto, el aprendizaje del hábito de comer dura entre 25 y 30 minutos por comida. Este tiempo irá reduciéndose a medida que el niño vaya aprendiendo a comer bien.

Recordad que el niño, una vez confirmada la total ausencia de patologías médicas o psicológicas, está preparado para asimilar cualquier tipo de alimento. Sólo hace falta paciencia y dedicación para lograr que aprenda a aceptar los diferentes gustos que le iremos proponiendo.

Los suplementos de leche o zumos hay que suministrarlos durante las comidas y no entre éstas.

Es muy probable que, la primera noche después de haber empezado a aplicar este método, el niño reclame comida. Es muy importante no darle nada bajo ningún concepto. Sólo agua si tiene sed.

Esperaremos a la mañana siguiente, al desayuno, donde volveremos a poner en práctica todo lo que ya sabemos.

Segundo día, el desayuno

Esta mañana, a Juan le han preparado un bol de leche con cereales. Ése es su desayuno, al que le aplicaremos la misma rutina de las otras comidas. Es decir, poner el bol en la mesa, sentarle en la sillita y, mientras le colocamos el babero, explicarle qué va a desayunar e insistirle en lo que va a gustarle.

A partir de la primera cucharada, comenzamos a contar minutos. Ya sabemos las etapas:

Primer intento: 3 minutos
Primer período de olvido: 3 minutos
Segundo intento: 4 minutos
Segundo período de olvido: 4 minutos
Tercer intento: 5 minutos

Si el niño está comiendo de una manera normal, seguiremos dándole el desayuno aunque hayan pasado los minutos estipulados hasta que se lo termine.

Pero si el niño rechaza la comida, después de cada intento lo recogemos todo, bajamos al niño de su sillita y fingimos que aquí no ha pasado nada. Actuamos como si hubiera devorado su desayuno.

Cuando hayan transcurrido los 5 minutos del tercer intento, lo recogemos todo y esperaremos hasta la hora del almuerzo.

Todos los días y en todas las comidas repetiremos la misma rutina, hasta que la asimile. No podemos bajar la guardia. Tal vez el primer día no tengamos complicaciones, pero sí el segundo o el tercero. El ritual con los objetos asociados y nuestra actitud positiva deben repetirse siempre, una y otra vez, hasta asegurar que el hábito está bien instaurado.

¿Y cuándo sabremos que hemos alcanzado nuestro objetivo? Cuando el niño, sólo con ver que estamos sacando el mantel del cajón para colocarlo en la mesa, se dirija a su sillita; cuando, una vez sentado, se apresure a empuñar la cuchara para comer él solito; cuando se lo termine todo, nos muestre el plato vacío y se disponga a quitarse el babero… podremos decir que el hábito de comer bien está correctamente instaurado.

- Recomendaciones previas antes de aplicar el método:
    - Fijar un lugar, siempre el mismo, para que el niño coma. Que sea un ambiente sereno donde pueda concentrarse en la tarea que tiene por delante: comer.
    - Conviene que sea sólo una persona la que dirija y acompañe la comida del niño.
    - La estimulación positiva (antes, durante y al final de la comida) es básica para afianzar el aprendizaje en el pequeño.
    - Se seguirán los pasos en las cuatro comidas: desayuno, comida, merienda y cena.

- El método:
    - Se disponen los objetos asociados (sillita, babero, vaso, plato y cubierto) en el lugar en que se ha decidido que comerá el niño. Se retirarán cada vez que hagamos la pausa y se volverán a poner cuando reanudemos el siguiente intento.
    - Se hace un primer intento de que coma durante 3 minutos. Si rechaza la comida, se para el proceso y se recoge todo.

- Durante los 3 próximos minutos, nos dedicamos a hacer otras cosas.
- Empieza el segundo intento, que durará ahora 4 minutos. Se procede con todo el ritual de nuevo. Si, transcurrido el tiempo previsto, el niño sigue sin comer bien, se para el proceso y se vuelve a recoger todo.
- Durante los 4 próximos minutos, nos dedicamos a hacer otras cosas.
- Empieza el tercer intento, que durará 5 minutos. Es el último. Si aún se resiste a comer, pasado el tiempo prescrito, se para el proceso y se recoge todo. Hasta la próxima comida.

- Si en cualquiera de los intentos el niño empieza a comer con regularidad, seguiremos dándole la comida aunque sobrepasemos el tiempo previsto. ¡Se trata de que aprenda a comer, no a comer rápido!
- No nos alarmemos si el niño no come apenas las primeras veces. Tampoco si pierde peso al principio; no es importante. Está comprobado que, siguiendo este método, nunca un niño ha perdido peso de forma patológica.

6

Estrategias para comer bien

Ya hemos visto cómo funciona nuestro método para inculcar al niño el hábito de comer. Pero también hemos de poder aprovecharlo para inculcarle el hábito de comer *bien y de todo*.

Cada vez, comida nueva

Un tema muy importante es que, durante la aplicación del método, siempre tenemos que variar los alimentos que le presentamos en cada comida. Es decir, siempre le prepararemos lo que corresponde a la comida concreta que va a hacer, aunque no se haya terminado (a veces, ni empezado) la anterior. No caigamos en la vieja estrategia de sacarle para cenar la sopa que no se quiso tomar a mediodía. El niño puede interpretar la presencia de ese plato recalentado como una muestra de agresividad por nuestra parte y como un castigo.

Tampoco cometamos el error de ofrecerle más a menudo aquel plato que tanto le gusta o que prefiere sobre otros. Recordad que el niño, una vez confirmada la ausencia total de patologías médicas y patológicas, está preparado para asimilar cualquier alimento. Con paciencia y dedicación, podemos lograr que vaya aceptando nuevos sabores, que aprenda a disfrutar de toda la variedad de nuestra rica gastronomía.

Aprender a comer de todo

Aunque paulatinamente iremos conociendo cuáles son los alimentos que nuestro hijo prefiere, no por eso hemos de dejar de proponerle nuevos sabores. La manera más fácil de introducírselos es combinar en un mismo plato algo que ya sabemos que le gusta con otra cosa nueva o que sabemos que no aprecia tanto.

El primer día, le pondremos mayor cantidad del alimento que sabemos que se toma con alegría y un poquito, a veces con una cucharada ya basta, de otro nuevo (y, por tanto, no sabemos cuál va a ser su reacción ante él) o de aquel que ya tenemos constancia de que no le gusta tanto, y le animaremos a que se lo coma todo.

Es muy probable que, entre la proporción a favor del alimento que él prefiere y nuestras palabras de aliento, se lo coma todo. Y cuando lo haya hecho, le felicitaremos por el pequeño esfuerzo que ha realizado. De esta manera, con este refuerzo positivo, afianzará este nuevo aprendizaje, además de hacerle sentirse contento por lo que ha conseguido.

Al día siguiente, le daremos un poco menos de aquello que le gusta y un poco más del nuevo sabor o de aquel que queremos que aprecie un poco más. Una vez más, le animaremos a comérselo todo porque está requetebueno.

Y así sucesivamente. En cada nueva comida se le va aumentando la cantidad de los nuevos alimentos o los que no le gustan demasiado, y se va disminuyendo la de aquello que ya sabemos que le gusta. Poco a poco conseguiremos adaptarlo a nuevos sabores.

Esta técnica tiene que ir acompañada en todo momento de una actitud muy positiva por nuestra parte. Cada vez que le presentamos un alimento nuevo, tenemos que valorar su buen sabor. De esta manera, ya predisponemos al niño a aceptar e, incluso, a decidir que sí, que aquello tiene un buen sabor. Tenemos que seducirle para que se anime a hacer descubrimientos. Asimismo, también hemos de incentivarle valorando su valentía y su esfuerzo, como buen niño que se está haciendo cada vez mayor.

Además de no guiarnos por las preferencias del niño cuando le preparamos los platos, también es importantísimo que no nos dejemos llevar nosotros, los adultos, por nuestras preferencias o manías respecto a los alimentos a la hora de decidir qué comerá o no el pequeño.

El niño está desarrollando su gusto desde cero. Su paladar no tiene por qué ser el mismo que el de sus progenitores. Nuestra dieta es muy variada: hay que aprovecharlo y no descartar nada, aunque a nosotros no nos guste. Que al padre no le gusten las lentejas o los garbanzos, no justifica de ningún modo que en la dieta del niño no estén incluidas estas legumbres. En principio, no tiene nada en contra de ellas.

No sólo se trata de que enseñemos a comer al niño, sino también a que coma bien de todo. Por supuesto, con el tiempo el pequeño va desarrollando preferencias por un alimento u otro, pero ésa es otra historia. En cualquier caso, el método de enseñarle a comer correctamente tiene también como objetivo sentar unos precedentes para que el niño acepte comer de todo, sin manías, lo cual asegurará que pueda llevar una dieta sana y equilibrada.

En el fondo, esta pequeña inversión de tiempo y dedicación, pero sobre todo de paciencia, es una enorme garantía para prevenir futuros problemas de alimentación de los niños. Es en la infancia cuando deben sentarse las bases de muchos hábitos, sea una buena alimentación o saber dormir. Durante sus primeros años es cuando su cerebro está más dispuesto a asimilar muchísima información nueva.

Además, es durante la infancia cuando los padres tienen un control mayor sobre las comidas de sus hijos. Al enseñarles desde pequeños a aceptar todo tipo de alimentos, les libramos de situaciones embarazosas que la vida les puede deparar en un futuro. Llega un día en que salen de casa y han de comer fuera. Desde el comedor escolar, unos días en colonias, las vacaciones con los abuelos, los tíos y los primos, hasta, ya más mayores, una cena de compromiso o una comida en casa de los suegros, muchas veces tendrán que hacer frente a un nuevo alimento que no pueden rechazar. Si desde pequeños se afianzó en ellos un hábito correcto de comer, podrán salvar sin dificultad esta situación.

Y es que, en definitiva, la finalidad de este método es conseguir que el niño tolere todos los alimentos. Aunque, evidentemente, tenga sus preferencias. Como todos.

Actitud positiva, siempre

No me cansaré de repetir que siempre hay que mantener una actitud positiva durante todo el rato que dura la comida, tanto si el niño va comiendo más o menos, como si se nos cierra en banda. Es la clave del éxito de este método.

A veces, nos podemos encontrar con situaciones complicadas que nos hagan arduo mantener esta actitud. Veamos un ejemplo. El niño está comiendo bien su sopa, pero de repente nos pide un cochecito. Su padre, que, siguiendo el método, le ha instalado en su zona de comedor, donde no hay juguetes a la vista y el televisor está apagado, le anuncia que podrá jugar con el cochecito, pero más tarde, cuando haya terminado. Sin embargo, el niño vuelve a insistir y se lo sigue pidiendo, cada vez con más exigencia. Y empieza a gritar y llorar. El padre tiene los nervios a flor de piel y dos soluciones por delante.

- *Salida negativa*. Si el padre no se para un momento para tomar aire y no perder la serenidad, es más que probable que se altere y pierda los nervios. Y esto alimenta a su vez la «histeria» del pequeño, que se vuelve más irascible, llorará más fuerte, tal vez empiece a tirar la comida e intente escaparse de su sillita para ir a buscar por sí mismo el cochecito, aunque le estén diciendo que no puede hacerlo.

  Si el berrinche toma proporciones mayores, no es extraño que el padre pierda finalmente todos los papeles y le propine un cachete al pequeño. Éste, que ya había perdido todo el apetito con todo el alboroto armado, llorará más, pero al mismo tiempo también se siente más fuerte, sabe que puede trastocar por completo la actitud de su padre. Que, rendido ante la pataleta, seguramente acabará cediendo con un «De acuerdo, aquí tienes tu cochecito, pero calla y come».

Con esta frase, el padre le ha enseñado la lección equivocada: que las cosas se consiguen pataleando y gritando.

- *Salida positiva.* El padre tiene los nervios a flor de piel, pero procura que no se le note. Aparentemente sin inmutarse, repite otra vez que después de comer podrá jugar con el cochecito. Sin dar más explicaciones. Y rápidamente cambia de tema y, además, sin perder el buen humor y la serenidad. Por ejemplo, intenta desviar la atención del pequeño señalándole lo bien que está comiendo y que, si sigue haciéndolo así de rápido, podrá irse pronto a jugar.

  Es muy posible que el niño siga insistiendo. Pero si su padre no altera por nada su actitud, acabará entendiendo que ésa es la actitud correcta y que también él saldrá ganando y conseguirá mejor lo que quiere si hace caso.

  El niño siempre percibe la actitud relajada, la calma y la seguridad de sus padres en lo que están enseñándole, y acaba «sintonizando» en esa misma dirección. Su tendencia natural es adaptarse al humor de sus progenitores.

Tan sencillo como la vida misma

Tal vez os parezca que este método es muy obvio, que no guarda fórmulas magistrales ni estrategias rocambolescas. Que es muy sencillo. Seguro que muchos padres ya lo han aplicado más o menos con sus hijos, siguiendo unas pautas similares. Otros, quizás, hayan recurrido a una o dos de las estrategias propuestas en este libro.

En realidad, es muy sencillo, con mucho sentido común. A veces, que un niño coma bien es cuestión de paciencia y muy poquito más. Desesperarnos es lo único que ni en esto, ni en casi nada en la vida, suele funcionar.

- Este método tiene como objetivo no sólo que el niño coma, sino que aprenda a comer bien y de todo. Una dieta sana y variada es básica para la salud de los pequeños y los mayores.
- Aunque el niño tenga unos alimentos favoritos, hemos de animarlo a degustar y apreciar sabores nuevos.
- Para introducirlo en un nuevo alimento, jugaremos a ponerle en el mismo plato una ración grande de su comida preferida y una pequeña del nuevo gusto. A medida que vaya conociéndolo, aumentaremos la cantidad del segundo.
- Una actitud positiva por parte de los padres siempre les ayudará a resolver situaciones difíciles.

7

«¿Qué hago cuando...?»

Cómo resolver algunos problemas

A medida que vayamos poniendo en práctica el método del hábito de comer iremos constatando la capacidad de respuesta del niño, cómo reacciona ante nuestras enseñanzas.

Una buena respuesta sería que, después de algunos intentos, fuera capaz de comportarse como le hemos pedido. Entonces, hay que demostrarle, con signos externos, que lo que ha hecho es correcto y que estamos muy satisfechos de su conducta.

Pero lo más normal es que, sobre todo al principio, el niño no lo haga bien. Se equivocará y realizará acciones erróneas. Por ejemplo, meneará la cabeza de un lado a otro, apretando la boca; escupirá lo que acabamos de darle o tirará al suelo lo primero que pille con la manita. Es muy corriente. Recordemos que nadie nace enseñado y que todo requiere su tiempo.

Cuando obtengamos una respuesta negativa, nuestra actitud siempre ha de ser ignorar lo que estamos presenciando. Con calma y paciencia, le limpiaremos si se ha ensuciado, apartaremos ligeramente el plato para evitar que meta las manos dentro, y seguiremos con las rutinas y esperas de tiempo propuestas en el método.

Ahora analizaremos algunos de los problemas más habituales y algunas de las situaciones que pueden dificultar este proceso de aprendizaje.

Intolerancia a algún alimento

Algunos niños presentan dificultades para digerir ciertos alimentos. La leche de vaca, por ejemplo, puede producirles una mala digestión. Eso les provoca un malestar general, llanto y defecaciones anómalas. Otra intolerancia habitual es al gluten.

Corresponde al pediatra dictaminar su existencia y aconsejar a los padres sobre la dieta que deberá seguir el niño. Solucionado esto, no hay ninguna razón para que no empleemos este método.

Vómitos

Es bueno tener presente que, en general, los niños tienen una gran facilidad para provocarse el vómito. Por lo tanto, no hay que alarmarse excesivamente cuando el niño vomite la comida, porque no siempre se debe a que su estómago la esté rechazando o a una anomalía del organismo. Si de verdad existe una causa patológica que provoque el vómito, el pediatra será quien indique lo que hay que hacer.

La mayoría de las veces, sin embargo, los niños utilizan el vómito como una manera de llamar nuestra atención o, simplemente, como muestra de rechazo al aprendizaje del hábito de las comidas. Además, si se acostumbran a hacerlo, cada vez les resulta más fácil provocárselo y lo hacen cuando les conviene.

Por lo tanto, cuando el niño nos vomite lo poco que ha comido, no nos desesperaremos en absoluto. No haremos caso de su acción y, con un tono de voz suave y palabras dulces, mientras le estamos limpiando, le explicaremos que le estamos enseñando a comer y, luego, seguiremos aplicando el método.

El niño está enfermo

La fiebre implica que el cuerpo está sufriendo un proceso de lucha y las necesidades vitales se alteran. Conviene recordar que, si un niño tiene fiebre, pierde el apetito y, posiblemente, necesite un aporte mayor de líquidos. El pediatra nos ayudará en este caso.

Es muy frecuente, y absolutamente normal, que los lactantes y los niños pequeños con fiebre vomiten más. Un truco que suele aconsejar el pediatra para que combatáis los vómitos que aparecen con fiebre muy alta es hacerle ingerir pequeñas cantidades de líquidos azucarados. Por ejemplo, un poco de zumo con azúcar que se le va dando despacito y a cucharaditas.

Padres inseguros o dudosos

Es aquí donde suelen aparecer los mayores problemas. Como ya he insistido en anteriores ocasiones, que los padres muestren seguridad y confianza en lo que están haciendo es fundamental para comunicar a los hijos lo que es bueno para ellos. Si los padres se muestran dudosos e inseguros mientras están inculcando un aprendizaje a sus hijos, empiezan a hacer excepciones o introducir cambios y modificaciones, están interrumpiendo y tergiversando el proceso de aprendizaje. Por dura que os parezca la afirmación, los padres tienen que dominar siempre la situación y no cambiar nunca de parecer ni de estrategia, aunque su hijo se ponga muy insistente.

Si en alguna situación resulta conveniente modificar la estrategia, es importante entonces dejar claro al niño que sus padres están haciéndolo porque así lo han decidido ellos, no como consecuencia de la actitud tozuda o rebelde del pequeño. Esta actitud es generalizable a cualquier hábito que queramos inculcarle.

Sólo cuando estemos absolutamente convencidos de que el niño ya ha consolidado el hábito podremos cambiar de estrategia.

Sólo uno de los padres toma la responsabilidad

Tradicionalmente, siempre era la madre quien dedicaba más tiempo o, en algunas épocas y sociedades, todo el tiempo a las tareas de enseñar y dar de comer a sus hijos. Esta costumbre tenía un sentido por el rol que tenía la mujer dentro de la familia.

Pero los tiempos han cambiado. Hoy, la estructura familiar se ha modificado. La mujer se ha incorporado al trabajo fuera del hogar y participa activamente en la sociedad. Ha pasado a compaginar su papel de madre con el de profesional.

También el papel del hombre en la familia está cambiando. Se implica más en las tareas domésticas y en la enseñanza de hábitos de sus hijos. Aún no tanto como debería ser, pero ¡todo se andará! Ya no es extraño ver a padres que esperan a sus hijos en la puerta de la escuela, los llevan a jugar al parque o preparan sus comidas mientras la madre está trabajando.

Sin embargo, con frecuencia observamos que continúa repitiéndose el esquema familiar tradicional. Es decir, sigue siendo la madre quien se encarga de preparar la comida, darla a su hijo y luchar denodadamente para que éste coma de manera correcta. Todavía hay padres que se mantienen al margen de estas obligaciones y se adjudican el rol del bueno de la película, mientras que a la madre le queda el papel de pelmaza. ¿Cuántas veces un niño que estaba montándole a ella el numerito no se ha deshecho en alegrías cuando aparece papá?

En estas situaciones, a veces obligadas por las circunstancias (es la madre quien se queda en casa y está siempre con el niño cuando come, aunque también podría ser al revés), conviene que la pareja establezca unos acuerdos. Es decir, que entre ambos marquen un criterio común sobre lo que debe comer o no su hijo, así como las normas básicas de comportamiento mientras dure el proceso de aprendizaje. Que actúen de común acuerdo. Y, por ejemplo, el «bueno de la película» podría aprovechar su amistad con la criatura para ensalzar la tarea del otro.

Es absolutamente contraproducente para el niño que vea a sus padres discutiendo por la comida o por la manera en que han de enseñarle a comer. El pequeño necesita una única pauta, siempre la misma, que le transmita seguridad. Sólo que intuya que puede doblegar la voluntad de uno de los padres, lo hará. Porque lo que busca es llamar su atención.

Toda la familia hace turnos para dar de comer al niño

¿Cuántas veces hemos visto a un niño al que le cuesta comer rodeado de toda la familia, mirándolo e interviniendo cada cual con su particular truco para que abra la boca? En lugar de calma y una única referencia para que siga adecuadamente el aprendizaje, en realidad aquello es ¡una fiesta! Hay tantos estímulos y tan diversos, que el niño no puede saber qué es en realidad lo que se le está pidiendo. No es de extrañar que, por lo general, acabe excitándose cada vez más y su comportamiento vaya a peor.

Para aprender a comer, el niño necesita un ambiente tranquilo, con pocos estímulos y muy coherentes. Lo mejor es que una sola persona le acompañe y le ayude a comer. Los demás tienen que desaparecer o, si se quedan, no deben intervenir pase lo que pase.

Sin embargo, es positivo que en diferentes comidas sean personas distintas y próximas a él quienes se encarguen de esta labor, siempre siguiendo el mismo método. De esta manera, el niño construirá el hábito independientemente de quien le dé la comida.

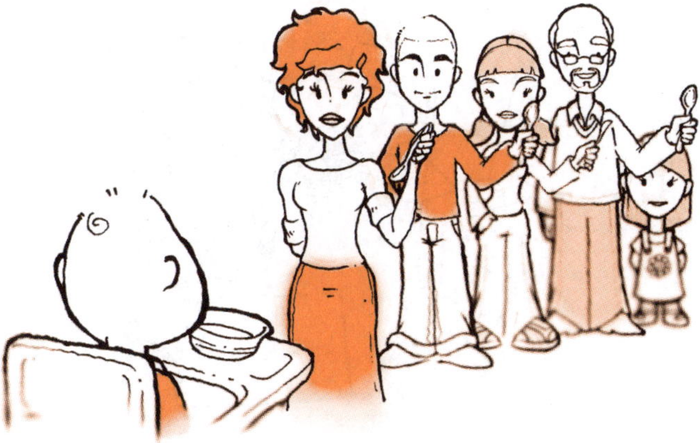

¡Todos haciendo cola para darle de comer!

El niño sólo come mirando la televisión o jugando

Muchos padres y madres comentan que su hijo no consigue comer rápido y de forma correcta si no tiene delante la tele puesta con los dibujos animados, los anuncios o cualquier programa. Comprueban con horror que, si apagan la pantalla, el pequeño empieza a berrear de lo lindo y deja de comer, moviendo la cabeza de un lado para otro.

Es decir, que necesita estar distraído con algo que nada tiene que ver con el proceso de comer. Ni siquiera tiene que moverse. Alguien le lleva la cuchara a la boca y él traga sin darse cuenta de lo que está comiendo. Sólo está atento a la pequeña pantalla, la caja tonta como la llaman muchos.

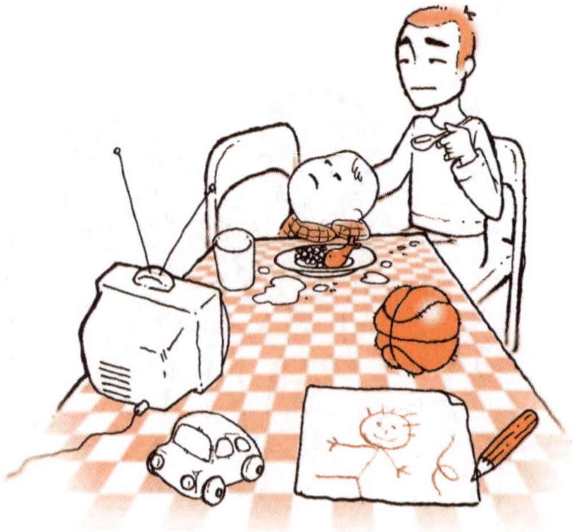

Tele, juguetes... ¡aquí no hay quien coma!

Otras veces, en vez del televisor encendido, lo que el niño necesita a su alrededor es todo un surtido de juguetes. Y sólo abre la boca y traga si le dejan estar entretenido jugando a hacer volar una avioneta o haciendo correr por la mesa un cochecito.

Habrá quien se pregunte: ¿dónde está el problema, si en definitiva lo que queremos es que coma y, con la televisión encendida o dejándole jugar con sus juguetes, lo conseguimos prácticamente sin dificultades?

El problema está en que los objetos asociados a la comida pasan a ser el televisor (y con él, los dibujos animados, los anuncios o el programa de turno) o el repertorio de juguetes que le rodean. El niño no comerá correctamente a menos que éstos sean los objetos que lo acompañen. Por lo tanto, significa que no está adquiriendo ni consolidando el hábito de la alimentación de la manera adecuada. Para aprender a comer, debe ser plenamente consciente de lo que está haciendo: qué está tomando, cómo lo está tomando, saborearlo, disfrutarlo.

Adicción a las «chuches»

Probablemente, si preguntásemos a los niños si les gustan las «chuches» o golosinas, el noventa y nueve por ciento nos respondería que sí. Pero ¿son buenas las chucherías? En apariencia, sí; tienen muy buen gusto y son fáciles de comer. Otra cosa muy distinta es si resultan saludables y convenientes para el organismo. Generalmente las golosinas tienen un exceso de azúcar o similares, de gomas, colas, aromas y colorantes. No son alimentos naturales y, además, producen caries. Es decir, no son demasiado recomendables, aunque en pequeñas cantidades resulten apetecibles y agradables al gusto.

Hay otro factor importante para que los niños no se habitúen a las golosinas: no alimentan, pero sacian la sensación de hambre. Por lo tanto, no es conveniente que las tomen antes de una comida.

Imaginemos que estamos en plena calle con nuestro niño. Entre una cosa y otra se nos ha ido haciendo tarde y, aunque ya nos vayamos para casa, aún tardará un rato en comer porque todavía tenemos que prepararle la cena. Así que entramos en una tienda de golosinas, le compramos unas cuantas y se las damos para que se entretenga.

Con este sencillo gesto corremos el riesgo de que su estómago se conforme con esos azúcares y bloquee la sensación de hambre. Cuando después le pongamos el plato delante, ya no tendrá apetito. Habremos interrumpido el ritmo correcto de las comidas y creado un mal hábito de alimentación.

Las golosinas, así como en general los dulces y la repostería, tampoco son un complemento o un sustituto de una comida. Olvidémonos, por tanto, de dárselas a un niño que haya comido poco, porque no es cierto que así esté mejor alimentado.

Muchos niños piden chucherías en cualquier momento, montando una buena rabieta si no se las dan y prometiendo que comerán bien después. Son chantajes y estratagemas con los que las criaturas están «midiendo» al adulto. ¿Qué ocurre cuando se les consiente el capricho? Que los padres, al transigir, han per-

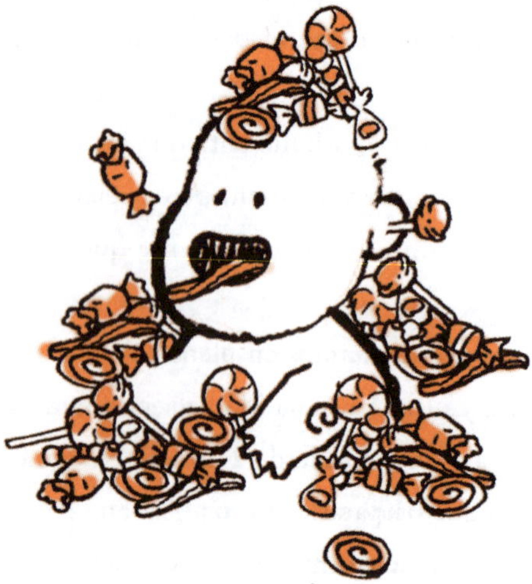

No es recomendable que los atiborremos de golosinas.

dido su actitud de seguridad; que el niño se ha salido con la suya y, lo que es peor, lo sabe. Evidentemente, luego no comerá tal como había prometido. Si no corregimos este mal hábito, acabará acostumbrándose a comer estos productos menos sanos y nutritivos, que en realidad no le convienen.

Ahora bien, aunque las chucherías, los dulces y la repostería en general no son un complemento alimenticio, sí podemos utilizarlos como aliciente en una ocasión especial. Por ejemplo, para premiar al niño un esfuerzo concreto, para celebrar el final de curso o como complemento en una fiesta de cumpleaños. En esos casos, es positivo dárselos.

Eso sí, siempre en pequeñas cantidades. Aunque no lo parezca, el pequeño siempre disfrutará más con la recompensa de una golosina en el momento adecuado que si lo atiborramos a diario de nubes de azúcar o de gominolas. Representará esa chispa divertida en un día especial que todos, también los niños en su pequeño mundo, necesitamos.

Celos o regresiones de crecimiento ante el nacimiento de un hermano

En el primer capítulo os explicamos el caso de Jaime. ¿Os acordáis? El niño de cinco años que volvió a tomar el biberón cuando nació su hermano, retrocediendo sus hábitos de alimentación. La aparición de los celos por un nuevo hermanito es algo muy normal y frecuente que hay que abordar con sentido común y buen humor.

Hay que ponerse en la piel del niño mayor. De repente ha perdido el protagonismo que ha tenido durante los últimos años, y se siente inquieto. Es lógico y comprensible. Y luego empiezan las primeras reacciones de su parte. Tal vez rechace, de una manera más o menos evidente, al nuevo hermanito y acentúe su dependencia de la madre, de quien reclamará esa atención que está recibiendo el recién llegado a la familia. Puede empezar a comportarse mal durante todo el día, cambiando los buenos hábitos que ya más o menos había consolidado. O puede protagonizar regresiones, como reclamar de nuevo el chupete, el babero o los brazos de un adulto.

Todo esto es normal. Ahora bien, una cosa es que el niño se las ingenie de mil y una maneras para tratar de llamar la atención, movilizar y alterar la dinámica familiar, y otra es que sus padres se lo permitan.

Nunca hay que «compensarle» consintiéndole sus regresiones o cualquiera de sus peticiones. En cambio, hay que mantener las pautas y los hábitos que se han seguido hasta entonces, seguir exigiéndole sus pequeños quehaceres como a un chico mayor, porque eso es lo mejor para él. Demostrarle que se le sigue queriendo igual que siempre, que hay el mismo espacio para él y la misma cantidad y calidad de afecto.

La comunicación y el contacto físico no deben disminuir o desaparecer a favor del nuevo hijo. Un diálogo agradable con el mayor puede ayudarle a asimilar mejor la llegada del nuevo hermano y a aceptarla. Nosotros también debemos buscar, como padres, las estrategias idóneas para que los celos se disipen y el cariño entre los hermanos se desarrolle de manera natural.

Los padres se separan

La separación de los padres, lógicamente, origina una serie de problemas en la familia que hay que saber en primer lugar reconocer, para poder asumirlos y, con el tiempo, llegar a superarlos.

Todos los niños sufren con la separación de sus padres. Ninguno se conforma y la acepta. Aunque se les intente explicar, por muy claro y sencillo que se les exponga, no tienen elementos para juzgar la parte positiva de ese distanciamiento. No pueden entenderlo, porque no son capaces de ponerse en la piel de otros y comprender las razones de una determinada acción. Eso es algo que aprendemos en la madurez.

Es difícil ahorrarles ese sufrimiento. Los niños son muy inteligentes, interpretan cualquier gesto, palabra o silencio de sus padres. No nos engañemos pensando que no se dan cuenta. Aun cuando se intente llevar de la manera más discreta, ellos perciben que algo raro está sucediendo. Y su reacción suele ser un cambio emocional o de conducta. A veces es casi imperceptible, pero existe y conviene analizarlo con calma, para poder ayudarle enseguida.

Estos cambios emocionales varían según la edad. Cuando es pequeño, menor de cinco años, no puede expresar sus emociones verbalmente ni con razonamientos lógicos, como hacen los más mayores, pero transmite su pena con conductas viscerales: rebeldía, tristeza, agitación o agresividad. Son los recursos que tienen a mano y con los cuales pueden expresar su malestar y sus quejas.

Tenemos que saber canalizar esas emociones para que sufra lo menos posible y para que constate que no va a perder en absoluto ni una pizca de afectividad. Hay que darle espacio y tiempo para que pueda expresar sus sentimientos de tristeza o rabia y acompañarle para que el proceso no le resulte tan duro.

De todos modos, pese a lo doloroso de la situación, es preciso mantener todos los hábitos que le hemos enseñado o estamos enseñándole. Precisamente para darle mayor seguridad y demostrarle que, pese a la separación, el funcionamiento doméstico sigue siendo el mismo. Si cambiásemos alguna pauta de sus hábitos, sería como reconocer que aceptamos que la situación es tan difícil que hay que modificar algo. Esto, sorprendentemente, genera una mayor angustia en el niño.

Se han descrito muchos casos en que los niños de padres separados hacen una regresión en sus aprendizajes por un exceso de sobreprotección o por una mal entendida relajación en los hábitos.

Hay que evitar la tendencia a sobreproteger al niño para compensar la ausencia de uno de los progenitores en el núcleo familiar. A veces, sin querer, es el papel que adoptan los abuelos. La figura de los abuelos es muy importante para los niños, porque les proporcionan ternura, cariño, experiencia. Sin embargo, los abuelos tienen que tener presente que pueden transmitir su natural angustia por lo que está viviendo su hijo o su hija a los nietos. Hay que procurar no comunicársela ni dejarse llevar por un afán de protección, porque incide muy negativamente en el proceso madurativo de los pequeños.

En definitiva, hay que seguir manteniendo todas las pautas, todos los hábitos, de antes de la separación. Los padres tienen que hablar con los abuelos, con los restantes familiares y con la escuela para que todos colaboren por igual en esta tarea de que las cosas siguen funcionando como siempre. Y en el aprendizaje de comer, se traduce simplemente en que no habrán cambios de comida, de horarios, de normas, ni empezará a atiborrárseles de golosinas y chucherías, o cualquier cosa que altere las pautas que se habían seguido hasta ahora.

- Nadie nace enseñado y todo aprendizaje requiere su tiempo. Hay que tener paciencia, ignorar las respuestas negativas de los niños cuando estemos enseñándoles y aplicar con constancia el método hasta que el hábito esté consolidado.

- *Qué hacer en el caso de que el niño*:
  - Presente una intolerancia a ciertos alimentos (gluten, leche de vaca, etcétera): acudir al pediatra, quien nos dirá qué podemos darle y qué no. Eliminado ese alimento, podemos seguir practicando el método sin problemas.
  - Vomite: una vez descartado con ayuda del pediatra que no es resultado de una disfunción orgánica, no alarmarnos. Los niños tienen gran facilidad para provocarse el vómito. No darle la mayor importancia y continuar el aprendizaje normal.
  - Esté enfermo: recordar que una de las consecuencias de la fiebre es la pérdida de apetito y la necesidad de mayor aporte de líquidos. No alarmarse porque el niño no coma.
  - Sólo coma si mira la televisión o juega con sus juguetes: come porque lo tenemos distraído, pero en realidad no estamos enseñándole a comer. Los objetos asociados al hábito de comer no pueden ser otros que los necesarios para ese hábito. Hay que acabar con esta mala costumbre e introducirle en el aprendizaje correcto.
  - Pida golosinas: no hay que consentir que, por capricho, nos

pida chucherías. Las golosinas, y los dulces y repostería en general, no complementan ni pueden sustituir una comida. No son alimenticios, quitan el hambre y provocan caries. Sólo en ocasiones especiales, y en cantidades pequeñas, pueden resultar un aliciente positivo (como premio o refuerzo).

- *Recordar siempre que*:
  - Los padres dominan la situación y no pueden mostrarse inseguros o dubitativos. Aunque el niño se ponga rebelde, no hay que cambiar de manera de proceder.
  - Es mejor que ambos progenitores se turnen en la operación de dar de comer a su hijo. Que el niño comprenda que ambos actúan de común acuerdo, siguiendo las mismas pautas. De esta manera, no acabará asociando al que le «obliga» a comer con el «malo de la película», y al otro con el «bueno».
  - Sólo una persona acompañará y guiará al niño durante la comida mientras dure su aprendizaje. Si hay alguien más presente, no puede intervenir, porque distrae y envía señales distintas al niño. En cambio es muy útil que, en comidas distintas, sean personas diferentes quienes vayan enseñando a comer al niño. Eso sí, siguiendo siempre el mismo método.
  - En situaciones especiales, como la llegada de un nuevo hermanito o la separación de los padres, nunca hay que «compensar» al niño permitiéndole modificar o retroceder los hábitos inculcados.

8

Biberones y papillas

Os he presentado un ejemplo de aplicación del método tomando como modelo a un niño de unos dos años. Pero ¿qué ocurre con los lactantes y con los bebés que empiezan a tomar sus primeras papillas?

Período de lactancia

La aventura con los bebés que todavía se alimentan únicamente de leche, ya sea materna o artificial, normalmente resulta mucho más fácil.

En realidad, principalmente se trata de establecer bien las dosis adecuadas para cada bebé y las pautas horarias. Aunque parece razonable pensar que si el cuerpo humano ya cuenta con un reloj biológico que desde que nacemos avisa de cuándo el estómago necesita alimentos, a veces malinterpretamos las señales. El caso más claro es que se tiende a confundir el llanto de un bebé con la sensación de hambre. Y lo primero que hace la madre es darle de mamar. Succionar el pecho es un acto reflejo, que el niño hará tenga o no hambre. La madre, sin querer, está actuando de manera errónea.

Por lo general, los lactantes menores de seis o siete meses tienen que hacer unas cinco comidas, y es el pediatra quien indica la cantidad y el horario de las tomas. Y durante el resto del tiempo, no se le da de comer.

La forma para enseñar al bebé a comer bien y con regularidad es exactamente la misma que la que utilizamos para enseñar a un niño más mayor. Aplicamos los mismos parámetros, empezando por el lugar donde come.

Es primordial que el lugar escogido por la madre (en caso de darle el pecho), o por el padre o cuidador que le dé el biberón a la criatura, sea un espacio que evoque mucha paz. Hay que evitar ruidos y luces intensas. Además, quien esté con el bebé ha de procurar sentirse relajado. Los movimientos bruscos o los nervios de quien conduce la tarea de alimentar al bebé pueden resultar muy perjudiciales al pequeño. Sin quererlo, puede transmitirle su sensación de intranquilidad y agitación, provocarle el llanto e, incluso, hacer que la ingesta le siente mal.

Nunca hay que obsesionarse con el peso del bebé y obligarle a que ingiera más leche de la que quiere. Es fácil cerciorarse de si el bebé está bien alimentado. Por un lado, nos ayuda el pediatra, que lo examina periódicamente y anota los cambios de talla y peso. Es el especialista quien nos indica si vamos por el buen camino. Por el otro, simplemente fijándonos en si duerme bien, se muestra tranquilo y, en general, realiza sus necesidades con normalidad podremos constatar si su alimentación es correcta.

Si entramos en la espiral de las gráficas de peso y talla, si tratamos de conseguir al pie de la letra los niveles indicados en algunos libros, corremos el peligro de centrarnos y obsesionarnos sólo en estos detalles y dejaremos de contemplar la vida del bebé como un todo más genérico y natural.

Los primeros meses de un hijo, por mucho que requieran una atención y un cuidado especial debido a su gran vulnerabilidad, son para disfrutarlos más que para sufrirlos. Un bebé en la familia implica muchas más cosas que preocupación por los lloros, los vómitos, las tallas y los pesos.

Los primeros sólidos

Una vez que el pediatra ya ha decidido que, además del pecho o el biberón, debe empezarse a introducir nuevos alimentos, por lo general papillas y purés, en la dieta del niño, el proceso de instauración del hábito correcto de las comidas es el mismo que se sigue con los niños mayores. Y para explicarlo, prefiero mostraros un caso real.

Los biberones blancos de Olga

Desde muy bebé, a Olga siempre le había costado hacer correctamente sus tomas de leche. Su madre lo intentó primero dándole el pecho, pero en vista de que la niña se distraía mucho y se quedaba dormida, consultó al pediatra, que le recomendó probar con la leche artificial. Los biberones ya fueron algo distinto. Al principio, Olga también huía de ellos y lloraba cada vez que se iniciaba el proceso de la alimentación. Pero el hambre acababa solventando el problema.

Por fin Olga empezó a ponerse al día en las tablas de peso y los lloriqueos desaparecieron… hasta que el médico anunció las primeras papillas.

Entonces empezó el suplicio para María Clara y Francisco, los padres de Olga. La niña escupía cada cucharada de papilla que conseguían colarle en la boca después de haber probado mil y una maneras de distraerla. No le gustaban las papillas de cereales, ni las de fruta, ni los purés de verdura, ni el pescado ni la carne triturados con puré de patatas.

Cuando María Clara entró en mi consulta, recuerdo que lo primero que me dijo fue: «Buenos días. Vengo porque estamos desesperados. Si no ponemos remedio, nuestra hija nos volverá locos. Se niega en redondo a comer. Se resiste a probar las papillas, y sólo tolera el biberón de leche sola».

Con ellos puse en práctica el mismo método que os he descrito.

En primer lugar, ajustamos bien los horarios de las cinco comidas que, en aquel momento, Olga tenía que hacer según las directrices del pediatra. Y recalqué que, fuera de estos horarios, no se diera ningún otro alimento a la niña. Había que terminar con los biberones de leche extra que tomaba entre ingestas para compensar la papilla o el puré que no había comido. Tampoco había que dárselos como premio por el esfuerzo que le suponía a la niña esa tarea de aprender a comer disciplinadamente.

María Clara y Francisco se anotaron en un folio los horarios y el menú diario y lo colgaron con un imán en la puerta de la nevera. Iniciaron el método un sábado a mediodía, el primer día de sus vacaciones de Navidad, y, cargándose de paciencia y alternándose la tarea de conductores en cada una de las comidas, estuvieron insistiendo con él hasta el día de Reyes.

El método, ya lo conocéis. La presencia de los objetos asociados (plato, babero y sillita), los consabidos 3 minutos, 4 minutos y 5 minutos, seguidos de los intervalos correspondientes de «olvido» en donde se retiraban todos los objetos y los padres se dedicaban a otras tareas.

Curiosamente, ya en la primera comida, el método funcionó. Olga comió bastante, sobre todo a partir del tercer intento (el de los 5 minutos).

En la merienda y la cena sucedió lo mismo. Los dos primeros intentos resultaban más tensos, pero cuando llegaba la tercera oportunidad, antes de retirarle definitivamente el plato, Olga engullía más que nunca.

Esto indicaba a sus padres que estaba interiorizando el orden establecido.

Al cabo de una semana, Olga empezaba a comer normalmente cuando llegaba el momento del segundo intento en las comidas principales. Pero, además, en la ingesta de media mañana y en la merienda, la niña abría la boca desde la primera cucharada. Asimismo, cada vez se atrevía más con alimentos nuevos.

Un tiempo después, los padres de Olga me confesaron haber sentido en ciertos momentos del proceso algo así como la sensación de estar tratando de manera demasiado dura a la pequeña o, al menos, de avanzar demasiado rápido en esa disciplina. Habían tenido sus dudas de si este método no era demasiado rígido para una criatura tan pequeña.

Los niños precisan siempre de alguien que les guíe para evolucionar más rápido. Sin duda, también les gusta jugar y experimentar por sí mismos, y aprenden con ello, a veces a fuerza de caerse de bruces o hacerse un chichón. Pero si se les guía a tiempo, tal vez puedan ahorrárselo.

Por rígido que nos pueda parecer el método del hábito de comer, si sabemos guiarlo con una actitud agradable, acompañándolo de buenas palabras, caricias y sonrisas, con un tono de voz cordial y amistoso, estamos ayudando al pequeño en su aprendizaje. Estamos instaurando un orden beneficioso para el niño, su salud y sus relaciones con el entorno social en un futuro próximo.

Sentar las bases de una buena coordinación de horarios y tomas ya a una edad temprana, facilitará el recorrido hacia el descubrimiento y aceptación de nuevos alimentos en etapas posteriores de la infancia y hasta la adolescencia.

- El método para enseñar a comer al lactante se basa sobre todo en establecer, con ayuda del pediatra, las pautas horarias y las dosis necesarias de leche que debe tomar. Y no salirse de lo marcado y darle de comer fuera de horas.

- El espacio elegido para amamantar o dar el biberón al bebé ha de transmitir una sensación de paz.

- Nunca hay que forzar al lactante a ingerir más leche de la que quiera y necesite.

- El método para enseñar a comer al bebé sus primeras papillas y purés es el mismo exactamente que utilizamos para enseñar el hábito de la comida a los niños de dos años en adelante.

- Sentar en la primera infancia las bases de una alimentación correcta nos ahorrará tener que hacerlo en etapas posteriores.

9

¡A comer... en el colegio!

Enseñar a los niños una buena disciplina del hábito de comer no sólo implica hacerles descubrir y aceptar los menús del hogar familiar, sino también los de su entorno más próximo, como puedan ser la casa de los abuelos o los tíos, o, más adelante, el comedor escolar. En realidad, si el método se ha aplicado correctamente, el niño está preparado para tolerar y asimilar de todo y en cualquier forma que se le presente. Y aunque tendrá sus preferencias, eso no descarta que pueda y sepa adaptarse a cualquier menú.

Llegó la hora del rancho

Los padres siempre pensamos que nuestros hijos están mejor alimentados en casa. Generalmente nos resulta duro tomar la decisión de dejarles a comer en el colegio, pero a veces no tenemos más remedio, sea por la distancia entre el colegio y casa o por nuestro horario de trabajo. Y si resulta duro es porque a menudo se asocia comedor escolar a cantidades industriales de comida que se sirven tal cual si fuera el rancho de un cuartelillo.

En realidad, no es así.

Por lo general, las escuelas programan los menús de la semana en función del aporte energético que necesitan los niños y les sirven dietas muy equilibradas y más que suficientes para su perfecto desarrollo. Sobre la presentación de los platos, es probable que, en muchas ocasiones, no resulte tan vistosa o agradable como en casa, pero el aporte alimenticio es el mismo.

Las personas encargadas de elaborar los menús que se sirven en el colegio tienen en cuenta todos estos factores así como el de la variedad de platos. Al fin y al cabo, no se trata sólo de saciar el hambre de los pequeños, sino también de proporcionarles alimentos diferentes para enseñarles a comer de todo. Por lo tanto, no hay que pensar que en un colegio los niños comen peor.

En cambio, hay que valorar la función educativa de comer en el colegio. En la escuela suelen seguirse rigurosamente los horarios y los buenos hábitos de conducta a la mesa. El comedor escolar es un lugar idóneo para que un niño se fije en buenos modelos de comportamiento y los incorpore. Además, la escuela es un espacio de socialización donde los críos empiezan a ejercitar la actitud de ir abriéndose a los demás, algo que les será muy útil porque de ahora en adelante tendrán que repetirlo a lo largo de la vida.

Diálogo entre padres y escuela

Hay niños que causan verdaderos problemas a la hora de comer en el colegio. A veces los profesores culpan a los padres por tener demasiado mimado a su hijo en la cuestión de las comidas, mientras que los padres culpan a la mala calidad del menú del centro y dan la razón a su hijo.

Pero si se buscan las causas de los problemas en la alimentación de los niños, podemos encontrar que son muy variadas y pueden estar motivadas algunas veces por los padres, otras por los educadores, e incluso por otras personas en el entorno del niño, como puedan ser los abuelos o los tíos.

En realidad no se trata de ir echándose las culpas los unos a los otros, sino de detectar entre todos el problema, analizar la situación con la máxima objetividad y buscar los medios para resolverlo.

Es muy conveniente que todos los adultos implicados de algún modo en la educación del niño mantengan una relación fluida de comunicación. El centro escolar, por ejemplo, ha de facilitar a los padres toda la información sobre los menús que se sirven en el colegio, para que luego aquéllos puedan complementarlos en casa, así como de qué manera se está comportando su hijo y qué medidas están tomando ellos.

Asimismo, los padres han de ser conscientes de que no pueden dejar en manos de los profesores toda la responsabilidad de inculcar al niño los hábitos de alimentación. Al igual que sucede en cualquier otro aspecto de la educación de la criatura, los padres tienen que participar activamente, coordinándose con los educadores, y velar para que su hijo asimile correctamente un buen hábito, en el colegio y en casa.

Estimulación para que coman más rápido

Pueden surgir varios problemas cuando se lleva a un niño a un comedor escolar. Desde que el pequeño tenga un mal día y se niegue a tragar ni siquiera una cucharada (y en ese caso conviene que los educadores no lo «castiguen» forzándole a comer, y avisen luego a los padres, para que lo tengan presente a la hora de la cena) hasta que sea tan lento comiendo que siempre termina el último. Éste es un caso muy habitual.

No todos los niños comen a la misma velocidad. De la misma manera que algunos realizan con lentitud ciertas tareas, otros comen poco a poco. Y hay que respetar sus ritmos.

Sin embargo, existen algunas estrategias para conseguir estimular a los niños para que aceleren el ritmo de comer sin que ello les suponga una presión psicológica contraproducente con nuestros intereses como cuidadores y educadores.

Por ejemplo, imaginemos el caso de un alumno de cinco años que no ha terminado aún de comer cuando todos sus compañeros de clase ya están en el patio divirtiéndose. *Lo que no debemos hacer nunca es dejarle solo mientras los otros se divierten.* Entonces, ¿cómo podemos motivarlo?

En lugar de recordarle lo que no puede hacer (jugar) porque

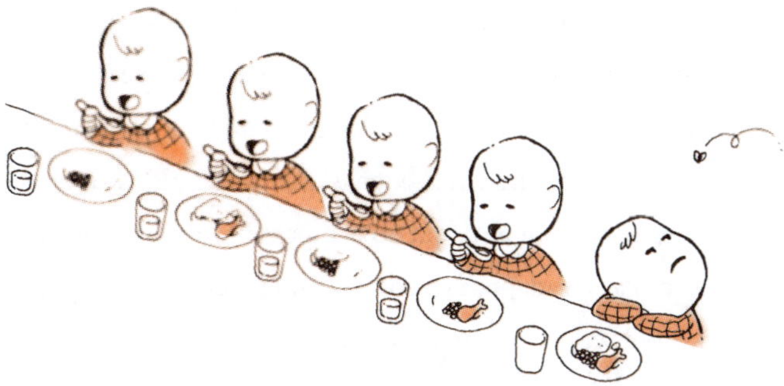

Siempre hay uno que es más lento comiendo.

no está comiendo como debería, le daremos un enfoque positivo. Podemos decirle, por ejemplo: «Te lo vas a pasar pipa cuando salgas tú también al patio. Podrás correr y subirte a los columpios pronto, en cuanto termines este poquito de comida que te queda todavía en el plato». Simplemente, hemos dado la vuelta a la situación para convertirla en un incentivo para él.

Sobre todo si de veras el niño está terminándose ya la comida, podemos utilizar como trampolín la idea de este último bocado que le queda para poder reunirse con sus amigos en el jardín. De este modo, el pequeño percibe ese último esfuerzo de su parte como una verdadera liberación de esta situación tan incómoda y pesada para él.

Cuando se lo haya terminado todo, y para prepararle mentalmente para la próxima vez, le diremos que estamos seguros de que mañana lo hará mejor, comerá más rápido y podrá irse a jugar mucho más rato. Además, insistiremos, ya no le costará tanto como hoy porque habrá aprendido mucho y todos se darán cuenta de su progreso y estarán contentos con él.

El niño se sentirá mucho más feliz consigo mismo. Y nosotros tampoco estamos engañándole. Simplemente, en vez de recordarle lo que hace mal anticipamos lo que hará bien, y le creamos la expectativa de todas las cosas buenas que conseguirá. Los refuerzos positivos conducen al pequeño a superar con mayor facilidad esos problemillas de adaptación con la comida. Le estamos ayudando a verlo todo con mayor claridad y sencillez.

Tengamos cinco años o sesenta, a muchos de nosotros se nos instala una nube delante de los ojos cuando nos encontramos ante una situación difícil que nos lleva a verlo todo oscuro, muy oscuro. Y si alguien a nuestro lado, con una voz agradable, logra que en nuestra mente se filtre un rayo de luz que ilumina un camino nuevo y diferente, en el que tal vez no habíamos pensado, el conflicto puede resolverse mucho antes y sin necesidad de cargar durante tiempo con la tristeza, el cansancio y la negatividad.

Comparar no es bueno

«Pero mira qué bien está comiendo Pedro, ¿por qué no haces tú lo mismo?» Cuando se compara a un niño con otro, al que se pone como modelo, el primero puede reaccionar de dos maneras.

Tal vez se desanime al ver que lo hemos colocado en peor lugar. No realiza la actividad que pretendíamos que hiciera y, además, el sentimiento de inferioridad creado puede llevarle a la reflexión errónea de que a él se le valora poco y mal, mientras que al otro niño se le valora mucho y bien.

La otra reacción sería la opuesta: que consigamos, de una manera realmente efectiva, que se termine todo lo que había en el plato. O, en otras circunstancias, que acabe la ficha atrasada en la que se había quedado encasquillado o que recoja los juguetes en un santiamén.

Pero ¡alerta, padres y educadores! Mucha atención con esta respuesta de la criatura. Podríamos encontrarnos con que, en el fondo, fue el afán de superar al otro niño lo que de verdad le incentivó, pero, en ningún momento, la conciencia de querer superarse a sí mismo. Y eso es de lo que en realidad se trata de conseguir con el método del hábito de comer bien.

Habremos conseguido nuestro objetivo: el niño se ha terminado el plato. Sin embargo, lo que debemos preguntarnos es si estamos formando a una persona independiente, un adulto inteligente, solidario pero autosuficiente a la hora de resolver situaciones conflictivas, o si, por el contrario, estamos entrenándole a ser competitivo, a ver a los otros como rivales, y a pensar en la superación sólo con respecto a los demás y no respecto a sí mismo.

Es importante reflexionar sobre estas cuestiones, que a veces parecen vanas pero que, sin embargo, pueden ser la semilla de un comportamiento nada benigno del niño... y del adolescente y el adulto que acabará siendo en el futuro.

En definitiva, no es recomendable comparar al niño con otros: ni a la hora de la comida ni en ninguna otra actividad. Estaremos fomentando en él la competitividad y la rivalidad, en vez de motivarlo a superarse a sí mismo.

¿Qué podemos hacer entonces? Pues algo tan sencillo como

ponerle como ejemplo algún otro niño no presente, aunque no le conozca. Explicarle que también él tenía su mismo problema y, finalmente, aprendió a comer más rápido y a terminarse todo lo que había en el plato. Señalarle lo satisfechos que se sienten ahora sus padres, hermanos y profesores con él por haber logrado este gran éxito. Éste sí que es un ejemplo que puede motivar al niño a espabilarse un poco más y acelerar su ritmo, pensando en los elogios y las felicitaciones que recibirá por «su» éxito personal. De la manera en que se lo hemos contado, la criatura aprende que también ella también puede lograrlo, porque es muy fácil.

Qué puede aprenderse en un comedor escolar

El comedor escolar es un lugar perfecto para detectar muchos de los problemas o los malos hábitos de alimentación de los pequeños, de los que a veces los padres ni son conscientes. O no les han dado importancia. O creían que todos los niños hacían lo mismo.

Puede ocurrir que, en algunas ocasiones, las personas que se hacen cargo de los comedores de las escuelas tengan poca experiencia pedagógica y su principal objetivo sea que los niños coman lo más rápido posible. También es cierto que resulta complicado estar pendiente de tantos niños a la vez.

De todos modos, tanto profesores como monitores están en la mejor posición para detectar cuáles son los niños que presentan mayores dificultades, y ése ha de ser su objetivo. De esta manera, es posible establecer una buena estrategia de intervención, alertar a los padres y dedicar más tiempo y atención a aquellos que más lo necesiten.

A continuación, os presento algunos casos relacionados con malos hábitos de alimentación de los niños en la escuela. Describo situaciones reales, los problemas que se detectaron y la solución que se encontró para cada uno de ellos. A veces sorprende descubrir que, tras un mal hábito de alimentación, pueden esconderse otros pequeños problemas. La colaboración de todos los implicados, padres y profesores, es vital en estos casos.

Sólo aceptaba su plato favorito: el caso de Pablo

La comida predilecta de Pablo a sus tres años era un buen plato de sopa. Así que, cuando llegó la hora de llevarlo al parvulario, su madre dio la instrucción de que era sopa lo que debían darle siempre. Ella se quedaba más tranquila, porque el niño se la comería y estaría bien alimentado, y los monitores del comedor se ahorrarían penas y esfuerzos, porque a Pablo le costaba mucho ingerir cualquier otro alimento. A la salida del centro, por la tarde, su madre le llevaría una merienda atractiva, algo de bollería. Y por la noche, bueno, siempre había más tiempo en casa para discutir con el pequeño lo que cenaría esa noche.

Pablo era un niño muy inteligente, observador y muy hábil en llamar la atención de los demás. Su nivel escolar era alto y su expresión oral superior a la de los niños de su misma edad. Sin embargo, tenía poco peso, algunas dificultades de deglución y una gran facilidad para vomitar. Había establecido una fuerte relación de dependencia con su madre, la única persona que conseguía darle otros alimentos. Y sentía unos celos enormes de su hermanita de meses, aunque en el fondo la adorara. A raíz de esos celos, Pablo había desarrollado cierta fobia al colegio. En el patio rechazaba a los otros niños. Lo que él quería era estar con su madre y en el entorno de protección que respiraba en su casa.

Como había previsto su madre, en el comedor del parvulario Pablo sólo aceptaba ingerir líquidos y sopa, aunque fuera en grandes cantidades. Cuando los educadores intentaban darle de comer algo sólido, él lo vomitaba. Después de varios intentos, y aunque querían resolver el problema, acabaron aceptando que la sopa era lo único que toleraba el niño. La directora en persona era la encargada de dársela.

Finalmente, la madre de Pablo acudió a mi consulta para buscar una solución favorable para todos, pero sobre todo para la salud y el bienestar del pequeño.

El tratamiento duró cuatro meses. Y se atacó desde diversos frentes.

En primer lugar, se involucró al padre en diferentes actividades domésticas y lúdicas relacionadas con Pablo. Hasta el momento, él se había mantenido al margen porque, según explicó, la situación le asustaba un poco. A partir de entonces, algunas noches era el padre quien daba la cena a Pablo y le contaba un cuento antes de acostarlo. De esta manera se rompía la dependencia absoluta del niño con la madre.

En segundo lugar, los educadores del parvulario recibieron la instrucción de seguir dándole a Pablo su sopa diaria, pero reduciendo la cantidad, y de acompañarla siempre con un segundo plato en el que hubiera una ración pequeña de algo sólido. Poco a poco, se la irían aumentando.

Por supuesto, se les indicó que no forzaran a Pablo a terminárselo todo si el niño empezaba a dar señales de ansiedad. En cambio, tenían que mostrar una actitud muy positiva y estimulante durante esa etapa de adaptación a nuevos alimentos, que para el crío era tan costosa. No debían hacerle sentir culpable ni ridiculizarlo, sobre todo delante de sus compañeros. Tampoco había que alargar la duración de la comida, para no convertirla en una sesión de tortura.

Tanto al padre como a la madre se les aconsejó que, cuando fueran a recoger a Pablo por la tarde, no le preguntaran a él sobre la comida. La información sobre lo que había tomado aquel día y cómo se había comportado ante el nuevo menú la tratarían directamente con los educadores. En cambio, con el niño se hablaría de cómo le había ido el día, lo que había aprendido, los juegos en que había participado y su relación con los compañeros. Eso era lo que debían valorar con él. En función de sus respuestas, se le animaba o se reforzaba positivamente algunas actuaciones.

Al llegar a casa se le daba una merienda muy reducida antes de dejarle ir a jugar. A la hora de la cena, que un día le daba la madre y otro el padre, cada noche se le añadía un alimento nuevo, primero en cantidades pequeñas que, con el tiempo, iban aumentando. Si su comportamiento era positivo, se le premiaba con algún juego o con leerle un nuevo cuento antes de irse a dormir.

El objetivo del tratamiento era que Pablo se diera cuenta de que la mejor manera de llamar la atención de sus padres era con un comportamiento positivo a la hora de comer, con sus juegos, sus dibujos y su relación con la hermanita, en vez de comiendo mal y vomitando. Esos malos hábitos no podían marcar la dinámica familiar.

Siguiendo esos sencillos consejos, entre padres y educadores lograron que Pablo afianzara una actitud mucho más relajada y madura con todo tipo de alimentos. Paralelamente, el pequeño empezó a relacionarse mucho más cordialmente con sus compañeros de clase, pues había desaparecido la necesidad de reclamar continuamente su entorno más íntimo, junto a su mamá.

Fobia a comer en el colegio: el caso de Marta

«¡Al cole, no!» Durante los primeros días de escolarización, Marta iba de casa al colegio de la mano de su abuela repitiendo esta frase. Cuando llegaban al portal del centro, la directora tenía que salir en persona para arrancarla, literalmente, de los brazos de su abuela.

Cuando llegaba la hora del patio, Marta ya estaba más tranquila y jugaba con la tierra o a las cuerdas, o se subía al columpio. Pero en cuanto sonaba el timbre que anunciaba la comida, se acordaba de sus padres y de su abuela, y le entraba la angustia. Había llegado la hora de comer, pero en el colegio.

El primer turno de comedor era el de los más pequeños, y allí estaba Marta. En casa comía sin problemas, pero aquí se pasaba una hora delante del plato, sin apenas probar bocado. Todo, decía, le daba asco. Se inventaba las mil y una para evitar que le llevaran nada a la boca. Sólo aceptaba la sopa de arroz.

Agotaba la hora de comedor asignada a los pequeños sin haber comido. Entonces la llevaban al pasillo entre el comedor y la cocina y la sentaban, sola, a una mesa para que terminara el plato. Un día tras otro se perdía la hora de patio que daban a los más pequeños antes de reanudar las clases.

Sin embargo, Marta ni siquiera pensaba en esa hora de recreo perdida. Estaba demasiado preocupada por intentar engullir o, mejor, esconder lo que se le estaba enfriando en el plato.

¿Qué puede hacerse en un caso así? Nunca hay que dejar solo y aislado al niño que no terminó de comer mientras sus compañeros de clase juegan en el patio. Hay que atacar el problema de raíz. En este caso, librar a la criatura del temor y la angustia que le impiden pensar en la escuela de una manera positiva. Transmitirle nuestra confianza en el centro escolar, y sobre todo en el comedor y en los alimentos que allí sirven a todos los niños. Como a un niño al que horroriza el agua y no cesa de llorar cuando lo llevamos a la piscina para aprender a nadar, lo primero que tenemos que hacer es librarle del miedo.

El plan que acordamos con los padres de Marta fue acostumbrarla paulatinamente a comer en el colegio, a aceptar la comida que allí le servían igual que aceptaba la de casa. En primer lugar se tranquilizó a la pequeña: no pasaba nada, no era un gran problema. Como sus padres no podían llevarla a su casa a comer, dado un horario incompatible de trabajo, se le propuso a Marta que durante unos días comería en casa con su abuela.

La primera semana iría a comer todos los días a casa con su abuela menos uno, el día en que en el comedor de la escuela se servía el plato que ella prefería o, si no era eso posible, uno de los que más le gustaban. Cuando se quedaba a comer con su abuela, ésta tenía que explicarle que eso que ella le estaba dando era tan rico como lo que los otros niños comían en el colegio. Que la comida del colegio seguro que también estaba muy buena. Después de todo, los otros niños se la comían.

El día en que Marta se quedó a mediodía en el centro, se acordó con los monitores de comedor que alguien la acompañaría durante la comida para reforzar positivamente su conducta. Cuando sus padres fueron a recogerla por la tarde, volvieron a apoyarla y animarla por lo que había hecho, insistiendo en que la próxima vez sería más fácil todavía para ella.

La segunda semana, se ejecutó exactamente el mismo plan. Esta vez, Marta tenía que quedarse a comer tres días con su abuela y dos en el colegio. La tercera semana, ya fueron dos días con su abuela y tres en el colegio. La cuarta semana, sólo comió un día con su abuela. Y a partir de la quinta semana ya comió todos los días en la escuela.

Gradualmente, entre todos y reforzando positivamente sus pequeñas victorias, se eliminaron los temores de Marta y se la acostumbró al ambiente normal de un comedor escolar junto con otros compañeros.

Las pequeñas manías a la hora de comer: el caso de Juanito

Esta historia es tan real como entrañable es su protagonista. Con Juanito nunca hicieron falta atenciones especiales a la hora de comer. Aunque nunca en grandes cantidades, comía casi de todo. Incluso, cuando se acercaba la hora, entraba a la cocina a curiosear qué le estaban preparando.

Tomaba sopa, carne, pescado y la mayoría de las verduras. Sólo había una cosa que no toleraba de ninguna manera, con hambre o sin ella: los guisantes. Esas bolitas verdes, como las llamaba él, no entraban jamás en el menú que le servían en casa. Simplemente, a sus padres y a su abuela, que también le daba a veces de comer, les daba pena ver que a Juanito le resultaba imposible probarlos y, al fin y al cabo, todo lo demás se lo tomaba sin problemas.

Cuando Juanito empezó su primer curso en la escuela de mayores, como la llamaba él, sus padres decidieron que también se quedaría a comer en el colegio. El primer lunes de clase sus padres recibieron el menú semanal y el niño se interesó por él. Como comía de todo, no hubo ningún sobresalto. Incluso se alegró de descubrir que le servirían algunos de sus platos favoritos. Sólo había un problema: el miércoles tocaba un plato de verdura, patata con guisantes. Bolitas verdes.

Aquella noche Juanito se lamentó, pero sus padres, con muy buenas palabras y en tono agradable, le explicaron que haber entrado en la escuela de los mayores implicaba aprender más y también comer de todo. Una respuesta que no conformó para nada a Juanito.

A la mañana siguiente, que ya era martes, Juanito se quedó en clase durante la hora del recreo y, en un papel de su propia libreta, redactó con la mejor de sus caligrafías:

Juanito no podra comer ni bolitas berdes

Al día siguiente, miércoles, cuando los llamaron a comer, Juanito se acercó a la monitora, le tendió la nota y le dijo: «De parte de mis padres». Seguramente su monitora todavía se ríe cuando lo recuerda.

Bueno, aquel miércoles Juanito se libró de comer guisantes. Su gesto había hecho gracia a la monitora. Pero a la semana siguiente, ella le animó a comerse unas cuantas bolitas verdes, por aquel día bastaba con tres o cuatro, y le elogió cuando al final lo hizo. Semana tras semana, reforzándole positivamente, fue consiguiendo que Juanito comiera cada vez unas cuantas bolitas verdes más, y poco a poco las raciones de patata y guisantes se fueron igualando. A final de curso, Juanito se terminaba sin ningún problema el plato de verduras de patata con guisantes.

Sin ceder y con paciencia, habían logrado eliminar una pequeña manía.

Comía, pero demasiado: el caso de Laura

Tal vez no esperabais un caso así en este libro. Pero comer en exceso también es un mal hábito de alimentación, que a veces esconde otros problemas.

Laura tenía cinco años. Era muy espabilada y sociable, pero también muy dominante. Como era obesa, el médico les había proporcionado a sus padres una dieta que la niña debía seguir rigurosamente, tanto en casa como en el colegio.

Pasaban las semanas y nadie entendía por qué Laura no sólo no perdía el peso que había pronosticado el pediatra, sino que ganaba más, cuando la comida que se le servía tanto en casa como en la escuela era la estipulada por el régimen.

Nadie en la escuela se había dado cuenta de que, durante el recreo, Laura se hacía con los restos de bocadillo de media clase y que, durante la comida, las otras niñas vaciaban sus platos en el de Laura. En cierto modo, las amigas estaban «comprando» la amistad de la pequeña Laura, que era muy divertida y, por su autonomía y sociabilidad, toda una líder, dándole parte de su comida para hacerla feliz.

Cuando se descubrió la causa del aumento de peso de Laura, alguien reconoció haberse percatado en alguna ocasión de las estratagemas de la pequeña. Pero había creído que era algo excepcional, cosa de un día, y no había dicho nada. Más bien, resultaba gracioso ver cómo se las ingeniaba con las amigas.

Además, un niño a régimen causa cierta compasión a los adultos.

Para solucionar el problema de Laura, sin embargo, todos se dieron cuenta de que no sólo bastaba con vigilarla estrechamente a partir de aquel momento. Había que solucionar el problema de raíz. Y el tratamiento psicológico reveló rasgos de ansiedad y poca aceptación de sí misma en la niña.

De acuerdo con el pediatra, se decidió en primer lugar no comunicar demasiada preocupación a Laura por el peso, ya que, con el crecimiento podía hacer un gran cambio. Se le hizo una dieta especial pero, al mismo tiempo, también se desvió su atención hacia el ejercicio físico. Se la animó a que se apuntara a las actividades deportivas del colegio, donde participaba con sus compañeras de clase. De esta manera, mejoraba la calidad de la relación con sus amigas al tiempo que aumentaba su satisfacción personal.

La colaboración entre los padres y la escuela fue básica para reforzar todos aquellos aspectos que hacían ganar autoestima a Laura. Durante todo un curso escolar, se trabajó su parte emocional, su carácter dominante y su poca aceptación con el objetivo de que se relajara y se sintiera segura sin tener que recurrir a conductas inapropiadas. Su mejoría fue notable y pudo controlar perfectamente sus conductas compulsivas con la comida. Su peso se fue proporcionando a su edad y ganó mucha confianza en sí misma.

- Los menús de las escuelas, preparados por especialistas, corresponden a una dieta equilibrada, variada y más que suficiente para el desarrollo de los niños. No es cierto que coman peor en el colegio que en casa.

- El comedor escolar es un buen lugar para fomentar la sociabilidad del niño e irle preparando para un entorno más amplio que el familiar.

- Los educadores y los monitores de los comedores tienen que detectar cuáles son los niños que presentan mayores dificultades a la hora de comer, para dedicarles una atención especial.

- La comunicación fluida entre padres y escuela es vital.

- Un problema habitual en los comedores: los niños que comen despacio. ¿Qué se puede hacer y qué no?:
  - Estimularle, con unas frases clave, para que coma más rápido.
  - No dejarle solo en el comedor mientras sus compañeros juegan en el patio.
  - No compararle con otros niños.

Y para acabar...

Como habéis visto, el método en sí para enseñar a comer bien y de todo a un niño es muy sencillo. Más complejo, y por eso he insistido tanto a lo largo del libro, es que los padres rompan con una serie de ideas preconcebidas y sean conscientes de la importancia de armarse de paciencia, mostrar constantemente afecto y

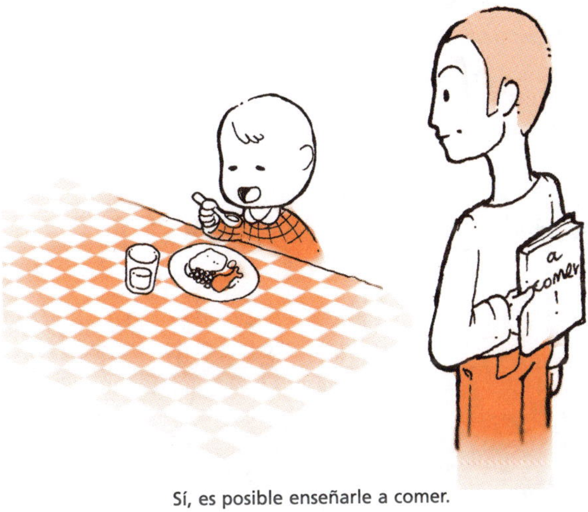

Sí, es posible enseñarle a comer.

sentirse seguros de lo que están haciendo siempre que inculquen un hábito a sus pequeños, sea el de comer o cualquier otro.

Espero que el método que os he descrito en este libro os sea útil y pueda ayudaros a enseñar a comer a vuestro hijo correctamente.

Como premio, os dejo un cuento que escribió una amiga, Carme Escales, ex profeso para este libro.

Los colores,
la comida
y el juego con los ositos

(Un cuento para niños que no quieran comer)

por CARME ESCALES

A Miguel lo invitaron un día a conocer la casita de los ositos en el bosque. Ése había sido su sueño durante mucho tiempo. Le habían hablado tan bien de la casita donde vivían aquellos osos, que aquel día lo dejó todo para ir a conocerla.

Después de caminar un ratito por un lindo camino que atravesaba los árboles del bosque, llegaron al hogar de los osos. Miguel descubrió una casita cómoda, pintada con bonitos colores y en la que no hacía ni frío ni calor. En el interior todo estaba reluciente, brillaba mucho y olía muy, muy bien. En las paredes había cuadros muy divertidos y sentado en cualquiera de las sillas del comedor o en el sofá de la sala se estaba, de verdad, muy a gusto.

Pero se acercó la hora de comer y mamá osa se puso a preparar las verduras. ¿Verduras? Miguel nunca había probado aquello. Empezó a ponerse nervioso. ¡Caramba! No había caído en la cuenta. Si se quedaba, tendría que comer como todos, como lo hacen los niños mayores. Pero él pensaba que aquello no le gustaría. No estaba acostumbrado a comer fuera de casa y, allí, en su casa, siempre comía lo mismo: tortilla y patatas fritas. Sin embargo, en casa de los ositos el menú era otro. En los platos que se colocaron en la gran mesa había verduras, carne rebozada y pastel de frambuesa bañado en chocolate.

Tan emocionado estaba, que se había olvidado de la comida. De todos modos, Miguel pensó que podría pasar sin comer nada, que ya cenaría esa noche cuando volviera a casa. Mamá le tendría preparada la tortilla con patatas fritas.

Pero pasó algo.

Miguel, cuyo plato seguía lleno, miraba a los ositos, que comían sonrientes y se lo terminaban todo, cuando se dio cuenta de que todas sus ropas y su piel iban perdiendo la intensidad de su color. También el mantel y los cuadros de las paredes, y la moqueta del comedor, que cuando entró tenía un rojo fuerte. La luz y el color de todas aquellas cosas fueron perdiendo fuerza y un gris suave fue casi borrando de su vista todo aquello que más le había llamado la atención cuando entró. Incluso los ositos estaban perdiendo su color natural y el de sus ropas también se había vuelto gris.

Cuando los ositos terminaron todo lo que tenían en el plato, las verduras, la carne rebozada, la ensalada y la tarta de frambuesa cubierta con chocolate que había preparado su abuelita, salieron a jugar al jardín todos juntos. Y Miguel se quedó allí sentado con su comida en los platos sobre la mesa. Casi no podía ni mirar aquellas hojas verdes mojadas sobre las patatas blandas que contenía su plato y que seguía sin poder llevar a su estómago. Pero, antes de que pudiera decidir cómo hacer para comérselo todo como los ositos habían hecho, se apagaron las luces del comedor. En aquel momento tan oscuro, sólo se escuchaban los ronquidos de papá oso y de la abuelita osa.

¡Qué color más triste tomó la casita! Nada de lo que antes relucía podía verse ahora. Miguel apenas distinguía dónde estaban los platos. No veía ni la puerta de la casa, porque la puerta había desaparecido.

De repente, el ramo de flores que Miguel tenía delante empezó a agitarse. Y desde el centro de una de las margaritas que contenía el jarrón, asomó la cara de una enorme abeja. Inmediatamente, Miguel dio un salto hacia atrás arrastrando la silla. Y cuando la abeja le habló en voz alta, casi se cae de espaldas llevándose detrás de él la silla y todo lo que había sobre la mesa.

La abeja tenía un tono de voz tan simpático que Miguel enseguida se dio cuenta de que aquello formaba parte del cuento que estaba viviendo. Con dulces palabras, la abeja le explicó que si se comía todo lo que había en el plato, la casita recuperaría los colores tan bonitos que Miguel había visto al principio, cuando los ositos lo invitaron a entrar.

Y no se sabe si es que Miguel se dejó convencer por la dulce voz de la abejita, porque en realidad no entendía muchas de las cosas que estaba viviendo, o tal vez fueran las ganas de comprobar si lo que decía la abeja era verdad, la cuestión es que cogió el tenedor y empezó a comer y comer y comer. Y mientras comía descubrió que aquello no estaba tan malo como le había parecido en el primer bocado. Además, comprobó que, a medida que masticaba y tragaba, su estómago le pedía más y más.

Así fue como Miguel se terminó la verdura y continuó con la carne rebozada y se acabó también la ensalada y, cuando le tocó comerse los postres, suerte que estaba deliciosa aquella tarta de frambuesas bañada con chocolate y preparada por la abuelita de los ositos, porque el hambre, en realidad, ya se le estaba acabando.

Tan concentrado estaba en terminárselo todo que, hasta que Miguel no acabó de rebañar el plato del postre y levantó la vista, no descubrió que la casita de los osos volvía a tener todos los colores que él había visto al entrar por primera vez en ella. Absolutamente todo volvía a ser espectacularmente bonito. Y la puerta de la casita volvía a estar allí. Entonces Miguel se levantó de la silla y corrió a abrir la puerta, porque detrás de ella podía escuchar a los ositos que gritaban: «Venga, un gol. Miguel, sal a tirar un gol a portería, ¡tenemos una pelota mágica!». Y Miguel, que ya tenía sus baterías bien cargadas, entró en el campo de fútbol que habían dibujado los ositos, dio una patada a la pelota y metió el mejor gol de su vida. Los ositos, que ya llevaban un ratito jugando, se quedaron maravillados. Miguel era buen futbolista, pero además había conseguido con aquella variada comida toda la energía que necesitaba para meter el mejor gol del mundo.

Gracias a los colores de la casita, a los ositos y al fútbol, Miguel había comprendido lo necesario que es comer bien y de todo para poder realizar cada día todos los juegos y las actividades con mucha agilidad y para que así las cosas sean mucho más fáciles.

El papel utilizado para la impresión de este libro
ha sido fabricado a partir de madera
procedente de bosques y plantaciones
gestionados con los más altos estándares ambientales,
garantizando una explotación de los recursos
sostenible con el medio ambiente
y beneficiosa para las personas.
Por este motivo, Greenpeace acredita que
este libro cumple los requisitos ambientales y sociales
necesarios para ser considerado
un libro «amigo de los bosques».
El proyecto «Libros amigos de los bosques» promueve
la conservación y el uso sostenible de los bosques,
en especial de los Bosques Primarios,
los últimos bosques vírgenes del planeta.